心血管超声全知道

主　编　张瑞芳

副主编　田新桥　纪淑姣
　　　　牛瑜琳　武丽娜

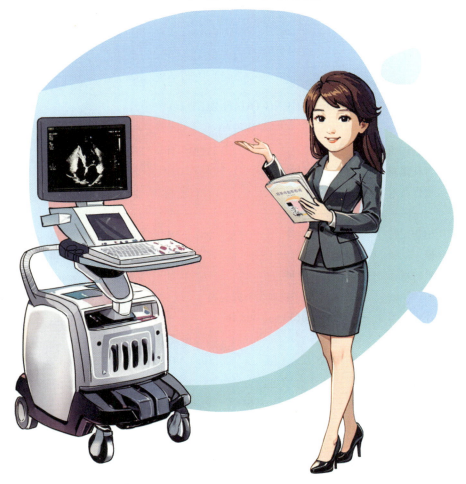

郑州大学出版社

图书在版编目(CIP)数据

心血管超声全知道 / 张瑞芳主编. -- 郑州：郑州
大学出版社, 2025. 5. -- ISBN 978-7-5773-1081-7

Ⅰ. R540.4-49

中国国家版本馆 CIP 数据核字第 2025N7R759 号

心血管超声全知道
XINXUEGUAN CHAOSHENG QUAN ZHIDAO

策划编辑	陈文静	封面设计	苏永生
责任编辑	张若冰　赵佳雪	版式设计	苏永生
责任校对	丁晓雯	责任监制	朱亚君

出版发行	郑州大学出版社	地　　址	河南省郑州市高新技术开发区
经　　销	全国新华书店		长椿路 11 号(450001)
发行电话	0371-66966070	网　　址	http://www.zzup.cn
印　　刷	河南瑞之光印刷股份有限公司		
开　　本	710 mm×1 010 mm　1 / 16		
印　　张	12	字　　数	192 千字
版　　次	2025 年 5 月第 1 版	印　　次	2025 年 5 月第 1 次印刷

书　　号	ISBN 978-7-5773-1081-7	定　　价	66.00 元

本书如有印装质量问题,请与本社联系调换。

作者名单

主　编

　　张瑞芳　郑州大学第一附属医院

副主编

　　田新桥　阜外华中心血管病医院
　　纪淑姣　河南省胸科医院
　　牛瑜琳　河南省人民医院
　　武丽娜　郑州大学第一附属医院

编　委　（按姓氏笔画排列）

　　马一鸣　河南省胸科医院
　　马玉磊　阜外华中心血管病医院
　　王　畅　郑州大学第一附属医院
　　王方铭　郑州大学第一附属医院
　　申凯凯　河南省人民医院
　　邢　雨　河南省人民医院
　　刘　杨　郑州大学第一附属医院
　　刘　敏　阜外华中心血管病医院
　　刘海艳　郑州大学第一附属医院
　　李寒笑　河南省胸科医院

I

杨灵霄　郑州大学第一附属医院
吴　铭　河南省人民医院
余毓楠　郑州大学第一附属医院
宋殷祺　阜外华中心血管病医院
张　洋　郑州大学第一附属医院
陈　哲　阜外华中心血管病医院
苗菁菁　河南省胸科医院
段会参　郑州大学第一附属医院
贺恬宇　郑州大学第一附属医院
秦俊昌　郑州大学第一附属医院
徐梦颖　河南省人民医院
徐雪艳　河南省胸科医院
郭玮涛　郑州大学第一附属医院
郭艳艳　河南省人民医院
郭海燕　郑州大学第一附属医院
彭会娟　河南省人民医院
韩正阳　郑州大学第一附属医院
魏常华　阜外华中心血管病医院

守护生命之河，从"心"开始

　　在人体精密的生命系统中，心血管系统犹如一条奔流不息的长河，滋养着每一个细胞，维系着生命的活力。这条生命之河畅通与否，直接关系到每个人的健康与幸福。随着我国人口老龄化进程加快，心血管疾病已成为威胁国民健康的头号杀手。在此背景下，《心血管超声全知道》一书的出版恰逢其时，它不仅是一本科普读物，更是一把开启健康之门的"金钥匙"。

　　心血管疾病防治是一项系统工程，需要全社会的共同参与。《"健康中国2030"规划纲要》明确提出，要加强重大疾病防治力度，推进全民健康生活方式。而加强科普教育，让医学知识走出象牙塔，走进寻常百姓家，是提升全民健康素养的必由之路。本书的魅力在于打破专业壁垒，将高深莫测的心血管超声知识转化为通俗易懂的语言，仿佛在与老友闲谈间，不经意间揭开了心血管健康的神秘面纱。这种"科普化"的尝试值得赞赏。

　　超声技术作为现代医学的"第三只眼睛"，在心血管疾病的早期筛查、诊断和治疗中发挥着不可替代的作用。本书深入浅出地介绍了超声技术在心血管疾病中的应用，从基本原理到临床实践，从检查方法到结果解读，为读者打开了一扇了解心血管健康知识的窗口。作者团队——来自郑州大学第一附属医院、河南省人民医院、阜外华中心血管病医院以及河南省胸科医院的心血管超声专家，他们以深厚的学术功底和丰富的临床经验，让每一个专业术语都跃然纸上，变得亲切可感。

　　书中不仅详细解读了心血管超声的基本原理、检查方法，还深入浅出地介绍了各种心血管疾病的超声表现，让读者在轻松愉快的阅读中，不知不觉地掌握了自我健康管理的重要钥匙。本书图文并茂的设计，更是让复杂的解剖结构和病理变化一目了然，即便是医学门外汉也能迅速抓住要点，感受到知识的魅力。

　　健康是人民幸福生活的基础。期待《心血管超声全知道》能够成为广大读者了解心血管健康的良师益友，为提升全民健康素养、建设健康中国贡献力量。让我们携手守护生命之河，共同谱写健康中国的新篇章！

郑州大学第一附属医院党委书记

2025年4月

前　言

在生命的旅途中，心脏是我们最忠诚的伴侣，它夜以继日地跳动，为全身输送生命的血液。然而，这颗强大的泵动机器有时也会遭遇挑战。在生活节奏日益加快的现代社会，心血管疾病成为威胁现代人健康的隐形杀手。面对这样的现实，《心血管超声全知道》应运而生，它如同一束温暖而明亮的光，照亮了探索心血管健康的道路。

本书的最大亮点在于其独特的表达方式——将专业的医学知识口语化，让复杂的超声诊断技术变得平易近人。郑州大学第一附属医院、河南省人民医院、阜外华中心血管病医院以及河南省胸科医院的心血管超声专家团队，以其精湛的医术和广博的爱心，将心血管超声的每一个细节娓娓道来，仿佛是一位老朋友在你耳边细语，进行着一场心脏、血管与超声之间的秘密对话。

书中不仅涵盖了心血管超声检查的基础知识理论，更通过丰富的疾病展示，让读者能够直观理解超声图像背后的意义，学会如何从屏幕上的光影变化中捕捉健康的信号。本书图文并茂的编排方式，使得枯燥的检查数据和医学理论变得生动有趣，即便是初次接触心血管超声的读者，也能迅速上手，感受到超声医学科技的魅力。

阅读《心血管超声全知道》，不仅是一次知识的普及，更是一场心灵的抚慰。它提醒我们，面对健康，我们不应是旁观者，而应成为积极的参与者。通过阅读这本书，读者将学会如何更好地关爱自己，如何在超声的指引下，守护那份最宝贵的生命律动。让我们一同翻开这本书，开启一段探索心血管健康的奇妙旅程，让超声之光，照亮我们每个人的心海。

张瑞芳

2025 年 4 月

目 录

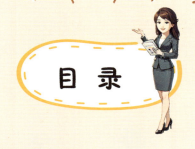

十一　四肢血管疾病 / 160

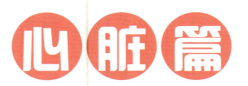

心脏篇

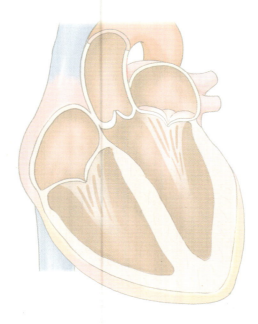

心脏超声检查方法及心功能测定

1. 正常心脏的"户型"必须是"两房两室"，多了少了都不行！

心脏的功能像1个泵，心脏的结构就像1个两室两厅的房子：两室两厅——左心房、右心房、左心室、右心室；四扇门——主动脉瓣、肺动脉瓣、二尖瓣、三尖瓣；墙壁——心房壁、心室壁；水管——冠状动脉；铺设电路——心脏的电传导系统。接下来，我们好好了解一下这个"两室两厅"！

心脏的门，专业术语为瓣膜，这几扇门——主动脉瓣、肺动脉瓣、二尖瓣、三尖瓣，这是在心房和心室、心室和大动脉之间的门，只能单向活动，以保证血流单方向流动。

两个心房之间的墙壁叫房间隔，两个心室之间的墙壁叫室间隔，如果发育不好"开了窗"，就会发生房间隔、室间隔缺损，甚至更严重的先天畸形。房子的墙壁主要由心肌细胞构成，如果心肌受损，即心肌病变，心肌病变分为两类。一类是原发性，如扩张型心肌病；另一类是继发性，如高血压性心脏病。心肌受损后就会影响心肌泵血功能，甚至出现心力衰竭。

心脏的"水管"，专业术语为冠状动脉，为心脏运送血液、营养心肌。水管用得久了，水垢沉积在管壁上，这就叫动脉硬化。冠状动脉硬化后，血管变得狭窄，心肌便会缺血，会出现胸痛，即心绞痛，严重情况下会出现心肌坏死，也就是心肌梗死。

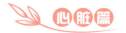

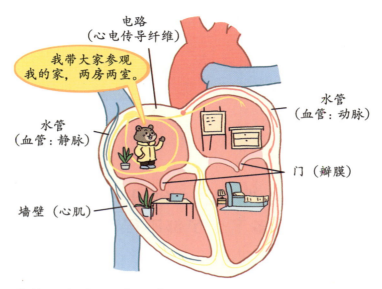

心脏的"电路",专业术语为心电传导系统,窦房结是发电机。电信号通过结间束到达房室结,再通过希氏束继续下传到达左、右束支,激动心室,正常心脏电激动起源于窦房结,称为窦性心律。如果心脏起搏和传导出问题了,可能发生心脏节律、频率或激动顺序异常,就会出现心动过缓、窦性停搏或者心动过速、心律不齐等情况。

心脏这个"两室两厅"虽小但功能却并不简单,任何部位出了问题都会带来严重后果。精神压力、抽烟喝酒等都会导致心脏病。据不完全统计,每年新发的心脏病患者达50余万,我们更应该多关心自己的心脏,保护好自己的心脏!

2.心脏检查的最佳拍档——心电图和超声心动图

"医生,我不是做过心电图了吗?为啥还要做心脏彩超啊……"

心电图主要检查"电路"(心电传导系统)问题,比如心跳太慢、太快、太乱等，是心脏电生理检查的一种。心电图检查有两种：一种是普通心电图，只观察此时此刻的情况，心脏电路一直有问题或者正巧做心电图时有问题，它才能"抓到罪犯"；另一种是动态心电图，一般监测24小时心电图，可以看到平均心率、运动时心跳、异常活动的心电信号等，只要有异常的"电活动罪犯"作案，就能捕捉到。心电图检查显示的心脏电信号的曲线，无法检测心脏结构和泵功能的异常。

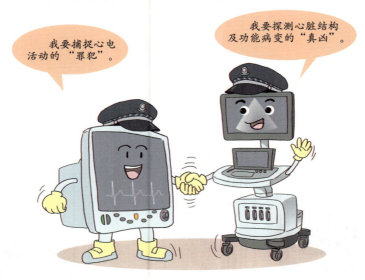

心脏彩超，也就是超声心动图，是将超声探头放在胸口或是食管内，探头发射器向心脏发送声波，声波信号反射回来会被探头接收。最终，经过计算机处理以图像的形式显示出心脏大小、功能以及瓣膜状态。通过心脏彩超能查出以下几种情况：①检查心脏结构是否异常；②判断心脏位置以及与内脏的位置关系；③检出心包疾患；④评价心脏血流动力学变化、判断心血管内异常血流部位以及起源等；⑤评价心脏功能；⑥评价心脏手术后心脏结构的恢复情况以及血流动力学的转归。

不同的检查针对的是心脏不同方面的问题，像检修房子一样，需要不同专业人员逐步排查。

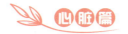

3.龙兄虎弟之黑白超和彩超

在超声检查时，最常用到两种超声检查方式：黑白超和彩超。它们对医生的诊断都很重要。这两种方法有什么不同呢？

黑白超其实就是B超，学名叫二维超声或者灰阶超声，就是通过探头发射超声波照射到人体内的器官或组织，再接收这些反射回来的回波信号，通过超声机器处理后形成图像。因为咱们身体内不同的组织对超声波的吸收和反射不一样，所以反射回来的声波强度就不一样，把这些不同的反射信号用黑白光点在屏幕上表示出来，就形成了灰阶图像。反射多，与周围组织反射信号差别大的组织光点就亮，反之没有反射或差别较小的就黑，看上去就像黑白电视的图像，所以叫"黑白超"。

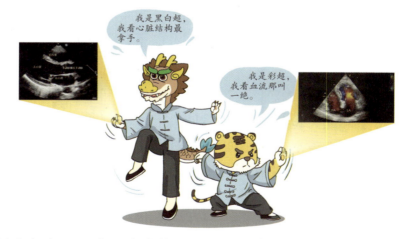

黑白超主要用来观察身体内器官及组织的解剖形态，还有它们实时动态的情况。比如肝、胆、胰、脾这些脏器的大小、形状或者有没有长肿瘤等。

彩超全称是彩色多普勒超声技术，其原理主要是多普勒技术。简单地讲，当超声探头向身体里发射的超声波碰到身体里的血液时，因为血液在流动，会让声波的频率发生变化，这就是"多普勒效应"。而且血流方向不同、速度不同，频率变化也不同，根据这些变化可以判断血流的方向和速度。对这些参数进行彩色编码，红色代表血流朝向探头流动，蓝色代表血流远离探头流动；血流快、颜色就明亮甚至是五彩样，超声医师一眼就能看出来血流得有多快，往哪个方向流。彩超主要用于观察血流，所以在心脏、大血管，还有身体各个部位的肿瘤、炎症等病变的血流检测上特别有优势。

虽然黑白超和彩超在超声诊断中各有千秋，但在日常超声诊断中缺一不可，需要紧密结合，随时根据患者的具体病情和检查需求来选择合适的检查方式。

4.捕捉心脏运动的利器——M型超声

M型超声，全名叫作M型超声心动图，是一种特别的超声检查方式。它是用一条单声束去扫描心脏，然后把心脏还有大血管的运动情况，用一种随着时间变化的光点曲线图给显示出来。在M型超声心动图上，纵轴表示的是声波探查的深度，而横轴表示的是声波运行的时间。M型超声心动图时间分辨率特别高，能实时显示心脏和大血管的运动状态，它对心脏运动状态下的某些微小变化特别敏感，就像是个超级细心的侦探，能让我们动态了解心脏内心室壁、瓣膜，以及大血管随时间变化的运动变化幅度，

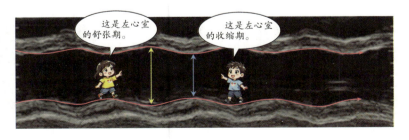

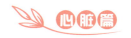

这些信息可以帮助评估心室、瓣膜、血管等的功能。M型超声和二维超声一起用，能更准确地获取心血管随心动周期运动的准确数据。

5.心脏的全息投影——三维超声

二维超声就像是咱们平时看的平面图，而三维超声就像是全息立体投影，能够看到身体内脏器的立体结构和方位。

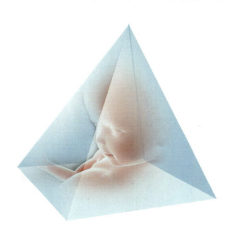

实时三维超声成像技术基于二维阵列换能器，利用容积探头和相控阵电子扫描技术，实时获取和显示三维数据，实现灵活的多平面成像，即刻显示任一结构的三向正交切面和空间毗邻关系。三维容积探头的声束形状就像金字塔，因此可以获取更多的立体空间结构数据，当然，除了探头不同之外也要求更高速的计算机辅助处理数据。

目前，实时三维超声应用范围包括心脏、血管、前列腺、乳腺等，在心血管和产科应用较多。①产前检查：通过三维超声可获取二维超声不能获得的切面，如胎儿颅脑的冠状切面，提供更多的诊断信息。②腹腔脏器：三维超声能够更清楚地显示腹腔脏器如肝脏、胆囊、膀胱等的内部结构、边界及空间位置关系。③心脏疾病：三维超声能够显示房室壁、瓣膜结构的立体形态，观察反流情况，尤其是经食管三维超声心动图，观察更为清晰。④血管疾病：三维超声能够直观显示血管扩张、狭窄、异常交通等血管病变的立体形态和空间位置关系，对病变的定位、定性有重要价值。

三维超声虽有很多优势，但操作比较复杂、耗时多、仪器价格昂贵，所以现在还不能普及。而且，三维超声成像的质量也取决于二维超声采集的好坏。所以，应根据不同的疾病选取不同的检查方式，听取医生的专业建议。

6. 心肌专用测量尺——组织多普勒成像（TDI）

　　组织多普勒成像，英文简称TDI（tissue Doppler imaging），听起来挺专业的，其实就是专门捕捉心肌运动的"慢动作"的超声技术，专门检测心肌运动时候发出的低速声波信号。TDI的工作原理也是依据多普勒效应，发出声波去碰心脏，然后接收心肌反射回来的声音。TDI就靠这个变化，算出心肌运动的快慢、运动的

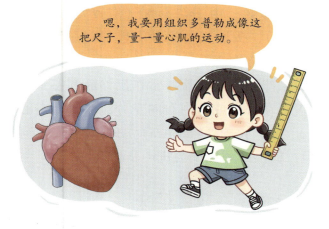

嗯，我要用组织多普勒成像这把尺子，量一量心肌的运动。

方向是什么，同样用红蓝颜色显示出来。它跟普通的彩色多普勒不一样，它只观察心肌，不检测心腔内的血流。

　　TDI在心脏检查里可有大作用！它能告诉我们心肌收缩和舒张的速度，还能分别看出左心室和右心室心肌工作得好不好，比如二尖瓣瓣环或者三尖瓣瓣环的心肌运动。有了TDI，医生就能更准确地知道心肌的状况，特别是当我们担心心脏舒张功能出问题的时候，应用该项检查非常有价值。

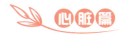

7. "小小气泡"就能看清心脏结构了？这是什么原理，有没有危害？

这里的"小小气泡"指的是"心脏声学造影"产生的微气泡。"心脏声学造影"包括左心声学造影（心腔声学造影、心肌声学造影）及右心声学造影，它是将含有微气泡的液体通过周围静脉注入心血管系统，这些微气泡在超声波的作用下会产生强烈的声反射，可以显著提高超声成像的对比度，从而帮助医生更清晰地看见血流或组织内的微血管，更好地了解疾病血流动力学情况。

右心声学造影的原理是经外周静脉注入右心造影剂，使右心充盈显像，由于造影剂气泡较大（直径>10微米，平均直径约15微米），按照正常途径不能通过肺毛细血管网而进入肺循环，因此不进入左心系统。依此原理，我们根据显影顺序、途径和时间对某些结构和血流异常作出诊断和鉴别诊断，主要从用于判断是否存在心内或肺内右向左分流。进行右心声学造影时受检者配合瓦尔萨尔瓦（Valsalva）动作（深吸气后屏住气，再用力呼气），检出的阳性率会进一步提高。

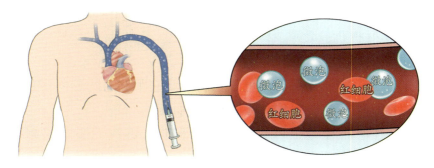

左心声学造影与右心声学造影不一样，造影剂直径更小，经外周静脉推注造影剂后，右心首先显影，经过肺循环后，左心显影，可以全程精确观察心脏内病变，包括心肌灌注情况、心内膜

边界、心脏内的占位及供血情况等。

有人可能会有疑问，把气泡注射进人体，会不会很危险？其实声学造影微气泡非常小，可随人体呼吸排出，无肝肾或心脏毒性，过敏反应少见，已得到临床的广泛认可。

8. 经食管超声心动图（TEE）检查是怎么回事？

超声心动图，也就是广为人知的心脏彩超，大家都不陌生。然而，当话题转向经食管超声心动图（transesophageal echocardiography，TEE）时，不少人便会面露疑惑："心脏彩超竟然能从食管里做？这不是胃镜吗？"

经食管超声心动图，是一种通过将特制的超声探头放置于食管或胃底部，从心脏的后方进行扫描的检查方法。这一独特的位置优势，使得TEE能够绕过胸壁和肺的遮挡，直接且清晰地观察心脏的内部结构，捕捉那些经传统胸心脏彩超难以发现的细微病变。尤其对于肥胖、肺气肿、胸廓畸形等患者，TEE更是成为提高心血管疾病诊断准确性的重要工具。

医生有时会建议患者在进行经胸心脏彩超后，再接受一次TEE检查。这是因为TEE在某些特定情况下能够提供更多的信息。比如，对于左心耳内是否存在血栓、卵圆孔是否闭合等问题的评估，TEE具有非常大的优势，由于这些结构在经胸心脏彩超中可能难以看清楚，因此TEE成为补充诊断的重要手段。

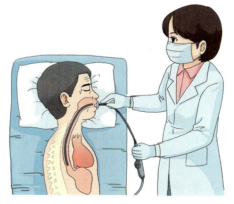

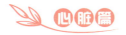

9.经食管超声检查难受吗？适合每一个心脏病患者吗？

在进行经食管超声心动图（TEE）检查时，患者通常会被安排采取左侧卧位，并在口中放置一个咬口器，以确保检查过程中的舒适与安全。随后，医生会将特制的食管探头轻柔地通过食管插入心脏后方的左心房附近区域。这一独特的位置使得超声图像能够直接从心脏后方观察其内部结构，从而更清晰地显示心脏内部的病变情况。

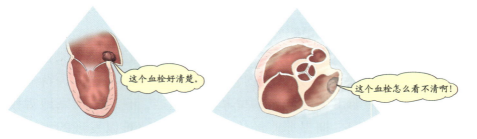

经食管超声心动图　　　　　　经胸超声心动图

大多数患者在检查过程中除了可能感到咽部不适或轻度的恶心外，通常不会有其他不良反应。这些不适感往往是暂时性的，并会随着检查的结束而迅速缓解。TEE检查的安全性较高，极少数患者可能出现并发症，如麻醉剂过敏导致的呼吸窒息、食管穿孔以及急性心衰等。因此，在进行TEE检查前，医生会充分评估患者的健康状况，并采取必要的预防措施来确保检查的安全性。

TEE检查主要应用于以下患者：①心律失常患者，特别是房颤、房扑、房速等患者，TEE能够清晰地显示心耳及心房内的血栓情况。②心脏瓣膜病患者，TEE能够对瓣膜疾病进行精细诊断，评估瓣膜的结构、形态和功能状态。③先天性心脏病患者，TEE能够清晰诊断出卵圆孔未闭、房间隔缺损、室间隔缺损等多种先天性心脏病。④感染性心内膜炎患者，TEE对于心脏内赘生物的检出率明显优于经胸心脏超声，有助于早期发现感染性心内膜炎。⑤心脏肿瘤患者，TEE能够检测心脏内是否存在肿瘤，并评估肿瘤的位置、大小和性质。⑥拟做心脏介入手术的患者，比如左心耳封堵术、经导管主动脉瓣置入术等，能更好地观察介入手术周边解剖结构。

10. 左心功能不好——常规心脏彩超是怎么评价的？

M型超声和二维超声都是最常用的评价心功能的方法，都是评估左心室功能的好帮手，超声医师要根据实际情况来选。

（1）M型超声。方法比较简单，因为左心室形态并不是完全规则的几何形态，所以把心脏假想成与真实左心室形态较接近的几何体形状，例如长椭球形或者子弹形等，这样通过相对简单的公式就可以计算左心室容积。使用这种方法只需要在左心室M型图像上测量左心室舒张期和收缩期的最大直径，就可以轻松算出主要的反映左心功能的指标。

1）舒张末期容积（end-diastolic volume，EDV），是心脏完全舒张后能装多少血。

2）收缩末期容积（end-systolic volume，ESV），就是心脏用力挤压完还剩多少血。

3）每搏输出量（stroke volume，SV），是EDV和ESV之差，就是心脏每次挤出的血量。

4）射血分数（ejection fraction，EF），就是心脏每次能挤出多少比例的血。

5）左室短轴缩短率（fraction shortening，FS），就是心脏收缩时变短了多少。

当左心室形态正常或心肌搏动普遍减弱时，M型超声能较准确评价左心室功能。但是有些疾病心肌收缩减弱不均匀，或者心室几何形态改变明显，如冠心病、心肌梗死，这个时候M型方法可能就不准确了，需要使用二维超声评价。

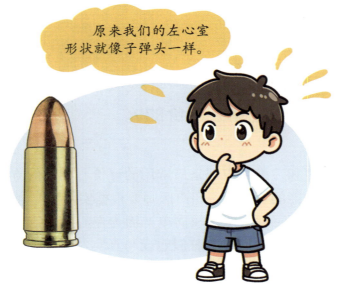

原来我们的左心室
形状就像子弹头一样。

（2）二维超声心动图。最常用的是辛普森法则（Simpson法则），是在二维图像上把左心室分成很多个小圆柱体，然后分别计算容积，加起来就是左心室的总容积，这个方法不受左心室形态改变的限制，可以准确评价各种形态的左心室的功能。

11. 临床医生常关注的心脏射血分数（EF）是什么，正常值是多少？

心脏射血分数（EF），是反映心脏功能最重要的指标之一，它就像是心脏工作的成绩单，告诉我们心脏收缩功能好不好。EF的定义就是心脏每次搏动时射出的血液量占心室舒张末期总容积的百分数。这个公式简单明了：EF=每搏输出量/心室舒张末期容积×100%。

正常情况下，人体静息状态下的心脏射血分数在50%~70%。当心室功能减退、心肌收缩力减弱时，射血分数就会下降。射血分数<50%时，提示有可能出现了心脏射血不足，可能考虑心力衰竭（心衰）。若<30%，应警惕心源性猝死风险。

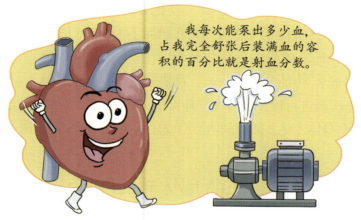

我每次能泵出多少血，占我完全舒张后装满血的容积的百分比就是射血分数。

根据射血分数的不同，心衰还可以分为射血分数降低的心衰（HFrEF，EF<40%）、射血分数保留的心衰（HFpEF，EF≥50%）和射血分数中间范围的心衰（HFmrEF，40%≤EF<50%）。不同类型的心衰在治疗上有所不同，因此射血分数的测定对于指导心衰的治疗具有重要意义。

12. 彩超报告单上说我心脏"左室舒张功能降低"是什么意思，严重吗？

彩超报告上写"左室舒张功能降低"，就是说你的左心室在舒张期接收和容纳血液的能力有所下降。这种情况可能是因为年纪大了心脏自然老化，或者是高血压、心肌病、冠心病等这些疾

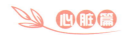

病引起的。

至于严不严重，这个要看以下具体情况。

（1）如果心脏其他检查都正常，比如冠脉检查、心电图，以及抽血化验的心肌酶和心功能指标等，没有什么不舒服，比如心慌、胸闷、胸痛这些都没有，而且射血分数超过50％，那可能就不算什么大事儿。可以暂时观察，遵医嘱定期复查。

（2）如果你感觉到不舒服，要把心脏相关检查赶紧做了，看有没有严重器质性心脏病，如果同时有射血分数降低或其他异常，那就得赶紧找心内科医生治疗。

左室舒张功能降低是一个需要关注的问题，但不必过于恐慌，要遵医嘱进行检查和治疗，并保持良好的生活习惯和心态。同时，要注意观察身体变化，如有任何不适或症状加重，应及时就医。

13. 心脏彩超单上的E/A和E/e′分别代表什么意思？

心脏彩超报告经常会有上E/A和E/e′这两个数值，这其实都是评估心脏舒张功能的指标。

（1）E/A比值，代表心室舒张早期（E波）和心室舒张晚期（A波）时的血液流速的比值。其中，E波代表左心室在舒张早期时二尖瓣口血液的流速，A波代表左心室在舒张晚期时二尖瓣口血液的流速。

正常情况下，E/A比值应该>1，表示心室舒张早期为主动舒张，血流速度较快；而舒张晚期多为被动舒张，血流速度相对较慢。如果E/A<1，那可能就说明心脏舒张早期没那么有力量。原因可能是心室随着年纪变大而变小，也有可能是心肌病变使心肌变得僵硬。心跳太快或者房颤、房扑的病人，或者二尖瓣口反流较多的时候，这个比值就不太准了。所以，看E/A的时候还要结

合病史、症状和其他情况一起判断。

（2）E/e′比值，也是判断心脏舒张功能的方法，其中e′是指组织多普勒成像（TDI）测定的二尖瓣瓣环舒张早期心肌运动速度。E/e′比值增高可能表明左心房的充盈阻力增加，与心力衰竭等病理状态有关。通常认为，E/e′比值<8时，可排除心脏舒张功能不全；E/e′比值在8~15时，需要结合临床症状（如胸闷、气短、呼吸困难、乏力、肢体水肿等）以及其他检查（如冠状动脉造影、X线检查等）进行判定；E/e′比值>15时，一般提示心脏存在舒张功能不全。

14. 超声评价心功能的新指标——应变是什么，可以反映心功能吗？

应变（strain），一个超声新技术，是专门用来检测心肌是怎么"变形"的。简单说，就是心肌在收缩或舒张时，它的长度会变，应变就是看这个变化占原来长度的百分比。

怎么测量应变呢？心脏彩超有一种斑点追踪技术，这个技术能追踪心肌里的回声点的运动轨迹，再算出心肌实时的运动和变形情况。应变能帮我们更准确地知道心脏局部和整体收缩和舒张能力，特别是可以早期发现左心室功能的下降。

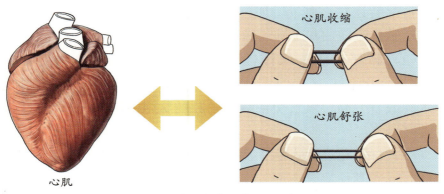

心肌变形就像橡皮筋一样，可以伸长和缩短

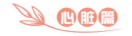

说到评估心脏功能，还有个老熟人叫射血分数（EF）。EF是看心脏每次跳动能泵出多少血，占心脏完全舒张后心室内血的总量的百分比。它和应变都是评估心脏的能手，但关注点不太一样。EF主要看心脏整体泵血能力，而应变更关注心肌变形能力的强弱，也可以对局部心室肌功能的变化进行精准评价。虽然应变听起来很高大上，但现在它还不能完全替代EF。因为EF已经用了很久了，医生们对它很熟悉，也有很多经验。而且，测量应变的时候，对设备、图像质量、软件这些都有一定要求，目前还不能完全普及应用。

15. 心脏彩超诊断出肺动脉高压，究竟是什么原因引起的呢？

心脏彩超查出肺动脉高压，这背后的原因可能挺复杂的，有以下几种可能。

（1）先天性心脏病，这就像是心脏里有些"零件"没长好，或者没长对位置，比如室间隔有缺口（室间隔缺损）、房间隔有个洞（房间隔缺损），或者动脉导管没闭上（动脉导管未闭），这些疾病都会让心脏内血液形成左向右分流、血量增加，长期存在这些情况会让左心血量增加，继而与之相连的肺静脉也淤血，最终肺动脉血流增加甚至肺动脉壁增厚，引起肺动脉压力升高。

（2）肺部疾病，像慢性阻塞性肺疾病（chronic obstructive pulmonary disease，COPD）、肺栓塞、肺纤维化这些，都会让肺组织水肿或者变硬，氧气交换减少，肺动脉阻力增加，肺动脉压力就随之增高。

（3）自身免疫性疾病，比如系统性硬化症、淋巴细胞增生性疾病，或者其他血管方面的疾病，都可能让血管壁变厚、管腔变窄，或者形成血栓，也可以累及肺动脉，形成肺动脉高压。

（4）其他不常见原因，比如可卡因、苯丙胺等药物或者毒物；还有些肺动脉高压是家族遗传的；胖人睡觉时候呼吸暂停、长期住在高海拔地方，这些都会影响身体的代谢和呼吸功能，引起肺动脉压力增加。

16.彩超诊断左心房扩大，究竟是什么原因导致的？

彩超查出来左心房变大，可能有以下几个原因。

（1）高血压：长期高血压可导致左心室压力负荷增加，造成左心室肥厚。此时，左心室舒张功能减退会使左心房压力增高，从而出现左心房扩大。

（2）心脏瓣膜疾病：包括风湿性心脏瓣膜病、二尖瓣狭窄或关闭不全等。这些疾病会导致左心房内的血液流动受阻或血流增加，使其逐渐扩大。

（3）先天性心脏病：如室间隔缺损等，可引起左向右分流增多，左心血容量增多，进而引起左心房扩大。

（4）心肌病：包括扩张型心肌病、酒精性心肌病、围生期心肌病等，这些疾病会导致心肌细胞发生重构，使得左心房逐渐扩大。

（5）心律失常：尤其是房性心律失常，如心房纤颤（房颤）等。房颤时，左心房内的血液流动会受到严重影响，导致左心房压力和容量负荷增加引起左心房扩大，而左心房扩大又会进一步加重房颤的发生，形成恶性循环。

（6）其他因素：如甲状腺功能亢进、心力衰竭等全身性疾病，也可能对左心房产生影响，导致其扩大。

需要注意的是，左心房变大的原因挺复杂的，可能涉及多个方面的因素。所以，医生看病的时候，要把你的病史、症状、体检结果，还有彩超、实验室检查这些都结合起来综合评价。

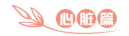

17. 做完彩超评估了心功能，为什么有时候还需要抽血化验？

做完心脏彩超，医生有时候还会建议再抽个血化验一下，抽血化验就像是给心脏做了个"血液体检"，能查出外观结构上看不到的心脏里的小秘密。这些血液指标主要有以下几个作用。

（1）协助诊断心脏疾病。抽血化验就像是给心脏疾病做了个"动态预警"。比如，心肌酶谱的检查就能看出心肌有没有受伤，这对于能否发现心肌梗死这些心脏问题特别重要。心肌损伤标志物肌钙蛋白T（TnT）和肌钙蛋白I（TnI）与心衰的病程进展有很大相关性。脑利尿钠肽（BNP）是反映心肌容量负荷最经典的标志物，反映室壁压力变化情况，BNP和N末端前体BNP（NT-proBNP），都可用于心衰治疗的疗效监测指标。还有一些炎性介质，近年也被证明与心衰病程显著相关，包括C反应蛋白（CRP）、肿瘤坏死因子α（TNF-α）、白介素-1（IL-1）、白介素-6（IL-6）等。

（2）看看药物的影响。有些药吃了可能会影响心脏或者血液内的成分改变。抽血化验就像是给这些药物请了个"监督员"，看看它们对心脏有没有副作用或者疗效如何。比如降压药、降糖药、抗凝药，可能会影响血脂、血糖和血小板，所以需要定期化验一下，确保吃药既有效又安全。

（3）抽血化验还能查出很多其他跟心脏有关的指标，比如血红蛋白、嗜酸性粒细胞和一些特殊的酶、蛋白等，这些指标能告诉我们身体有没有贫血或者特殊类型的心肌病变，比如限制型心肌病、心肌淀粉样变等问题。

18.人工智能（AI）时代的心脏彩超变革

人形机器人等人工智能（artificial intelligence，AI）产品的到来再一次推动了人类技术革命的步伐，AI已经走到我们身边。在医学领域AI已能用于心脏超声的辅助诊断，为心脏超声的诊断带来了革命性的变化。

超声图像质量是影像诊断的基础，AI技术通过模型训练可以提取图像的特征，自动识别常用的切面和其中的心脏结构，如心房、心室、瓣膜等，并对其进行精确的分析测量。AI通过图像分割和深度学习等方法可以更加准确地计算左室容积、左室射血分数等用于评估心脏功

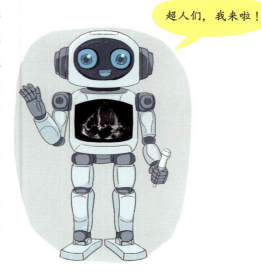

超人们，我来啦！

能的关键指标。对于冠心病或者心肌梗死的患者，AI能够量化评估室壁的运动情况。AI还能够通过整合多元化的信息，对心脏瓣膜病、心肌病等提供疾病诊断建议。

通过AI的引导，医生可以更快地获取标准的心脏切面图像，减少检查时间。AI甚至可以部分替代人工诊断，简化工作流程，解放"超人"——超声科医生的双手。同时提高图像质量，减少因医生经验不足或主观判断而导致的误诊和漏诊。AI可以从多方面对心脏图像进行训练学习，包括二维超声、彩色多普勒超声、超声造影、弹性成像等。研究已经表明，AI通过对多模态数据的

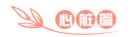

整合及训练，能够显著提高诊断效能，应用前景巨大。

AI正在辅助并推动医学诊疗的不断发展，未来如何将AI更好地运用于超声心动图检查，使更多"超人"和患者受益更多，将是我们继续探索的方向。

（张瑞芳　王方铭　刘海艳　武丽娜　段会参　杨灵霄　秦俊昌

刘　杨　张　洋）

二　心肌病

19.得了高血压，为什么医生让我检查心脏超声看看？

高血压是很常见的疾病，它的病因可不简单。根据病因，高血压可分为原发性高血压和继发性高血压。原发性高血压占90%以上，就是找不到确切原因导致的高血压，可能与遗传、环境、生活方式都有一定的关系。这种高血压很顽固，需要长期服药和改变生活方式。继发性高血压相对少见，约占10%，不过这种高血压病因比较明确，一般是由于肾脏病、内分泌疾病等引起的，对于这种高血压，必须先找到病根才能药到病除。

医生为什么会让高血压患者检查心脏超声呢？高血压早期常常不会有明显症状，所以很多人根本不在乎，事实真的如此吗？如果把我们的心脏比作一个水泵，血管就是连接在水泵上的水管，高血压患者等同于水管内压力过高。长期高血压（水压高）会危害血管（水管），增加心脏（泵）负荷，引起心脏功能以及结构改变，常见的包括左心房扩大、左心室肥厚、左心室舒张受限等，甚至会导致冠状动脉灌注减少，最终还可能发展为心力衰竭。心脏超声检查虽看似简单，却能发挥很大的作用，心脏这些异常的改变超声基本都能探查到。

长期的高血压还可能继发脑卒中、肾衰竭、视力障碍等疾病，所以得了高血压，一定要认真对待，揪出元凶，对症治疗。

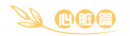

最好要保证健康的饮食、充足的睡眠、重视锻炼、控制体重，戒烟戒酒，这些都非常有助于降低血压。

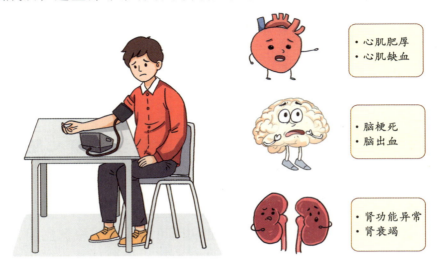

- 心肌肥厚
- 心肌缺血

- 脑梗死
- 脑出血

- 肾功能异常
- 肾衰竭

20.彩超发现心肌肥厚，一定是肥厚型心肌病吗？是不是因为太胖导致的？

肥厚型心肌病（hypertrophic cardiomyopathy，HCM）主要是由于基因变异或其他不明原因导致的以心肌肥厚为特征的心肌病，与个人的体重或者身高没有什么关系，这类患者的心肌细胞肥大，排列紊乱，表现为心肌肥厚，心脏的质量也相应增加。我们通常利用心脏超声对这个疾病进行筛查，左心室壁厚度≥15毫米就可以确诊，携带有致病基因或有家族史的人检查发现室壁厚度≥13毫米也可确诊。

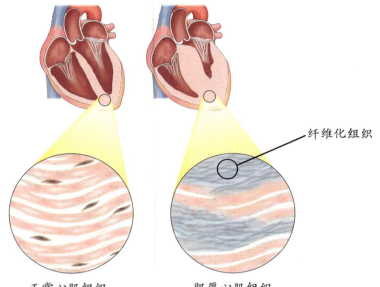

正常心肌组织　　　　　　肥厚心肌组织

　　对于特别早期的患者诊断困难时，可同时进行心电图和磁共振检查帮助确诊。肥厚型心肌病早期出现心电图异常的概率可高达 90% 以上，同时心电图还可提供各种心律失常等信息。心脏磁共振也可以帮助可疑的患者观察是否有心肌增厚或者心肌纤维化。

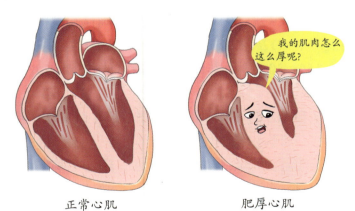

正常心肌　　　　　　　　肥厚心肌

　　肥厚型心肌病患者由于长期心肌缺血、纤维化，部分患者还合并左室流出道梗阻、左室舒张功能下降，会导致胸闷、气短、

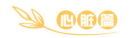

运动受限，甚至晕厥、猝死。如果出现呼吸困难、胸痛、乏力、心悸、黑蒙甚至晕厥等症状，记得要及时检查心脏彩超。如果彩超发现心肌肥厚，先不要紧张，心肌肥厚的原因有很多，除了肥厚型心肌病，还有其他原因，比如心血管疾病或全身性、代谢性疾病引起的继发性心室壁增厚，包括高血压、主动脉瓣狭窄、主动脉瓣下隔膜以及心肌淀粉样变、糖原贮积病、溶酶体贮积病、线粒体疾病、神经肌肉疾病、血色病、畸形综合征等，排除以上继发因素，才可以诊断为肥厚型心肌病。虽然心肌肥厚与身体肥胖无关，但是控制体重不超标才能更健康。

21. 肥厚型心肌病的病因有哪些？

肥厚型心肌病的主要病因是基因变异，通俗地说就是我们人体内有非常多的基因片段，它们各司其职，参与人体各器官正常的构成和功能，某些负责编码肌小节蛋白或肌小节相关结构蛋白的基因或者序列发生了变异，就可能会导致心肌结构或者功能异常，肥厚型心肌病是其中的一种表现。

目前了解到大约有60%的肥厚型心肌病存在致病性或可能致病性基因变异，*MYH7* 和 *MYBPC3* 是最常见的致病基因，这两种基因分别占15%~30%，而其他常见基因变异主要是 *TNNI3*（1%~5%）和 *TNNT2*（1%~5%），仍有其他少见的基因变异，如 *MYL2*、*MYL3*、*TPM1* 和 *ACTC1* 等，所占比例较小（<1%）。但仍有大约40%的肥厚型心肌病未找到明确致病基因。

如果携带肥厚型心肌病致病基因，一定会患病吗？肥厚型心肌病致病变异基因携带者最终发病的概率为40%~100%，检测出携带有变异的基因，并不一定患病，而且发病的年龄无法推测，可能刚生下来就会发病，或者终身不发病，这些需要根据三代亲属的基因型及患病情况综合分析做出推断，这也是一旦诊断为肥厚型心肌病或者携带致病变异基因的患者均要求其直系亲属检查的原因。

22.肥厚型心肌病有哪些类型？超声可以对肥厚型心肌病进行分型吗？

肥厚型心肌病可以根据血流动力学、肥厚累及的部位或者遗传学特点进行分型。

（1）根据血流动力学特点分类：①梗阻型，异常肥厚心肌突入左心室流出道或者左心室腔中部，造成血流通道阻塞，导致局部血液流速加快，最常见于左室流出道，产生左室流出道压力阶差（left ventricular outflow tract gradient，LVOTG）。根据LVOTG的变化情况分为静息梗阻型和隐匿梗阻型，前者指安静时最大LVOTG≥30毫米汞柱，后者指安静时最大LVOTG<30毫米汞柱而活动后最大LVOTG≥30毫米汞柱。心肌肥厚累及右心室时，安静时右心室流出道最大压力阶差≥16毫米汞柱诊断为右心室流出道梗阻。②非梗阻型，安静时或活动后梗阻部位局部最大压差均<30毫米汞柱。

（2）根据心肌肥厚部位分类：分为心室间隔肥厚、心尖部肥厚、左室弥漫性肥厚、双心室壁肥厚、孤立性乳头肌肥厚。

（3）根据遗传学特点分类：分为家族性和散发性。

超声心动图能把心肌厚度和血流变化看得清清楚楚，可以根据前两种分型方法对肥厚型心肌病进行分型，其中第一种方法最为常用，因为是否需要进一步手术治疗主要就是参考梗阻部位的最大压力阶差来决定的，对于肥厚型心肌病患者来说这是最重要的检测指标之一。

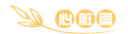

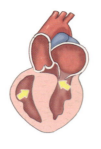

心室间隔肥厚

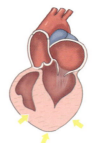

心尖部肥厚

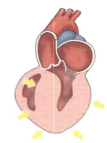

左心室弥漫性肥厚

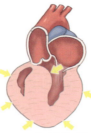

双心室壁肥厚

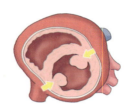

乳头肌肥厚

23.肥厚型心肌病为什么会发生猝死？危险因素有哪些？

　　肥厚型心肌病必须重视！它可是导致青少年和运动员猝死的主要原因。由于心肌变得肥厚，需要的血供增加，但是正常的冠状动脉供血量有限，就会出现心肌缺血的情况，加上肥厚的心肌堵塞左室腔向全身供血的出口，加重了心肌缺血和脑缺血的情况，尤其是运动时更加严重，很可能突发室性心律失常导致猝死。

　　与心脏性猝死有关的危险因素包括年龄、最大左心室壁厚度、左心房内径、左室流出道压力阶差、非持续性室速、近期（6个月内）发生不明原因的晕厥、心源性猝死家族史。总之，年龄越小、室壁厚度越厚、左心房内径越大、左室流出道压差越高，猝死风险就越高，对于发生过非持续性室速、发生不明原因的晕厥、有心脏源性猝死家族史的患者，猝死风险也会增加。根据指南把上述危险因素结合起来可以计算5年猝死风险评分，<4%为低危，4%~6%为中危，>6%为高危。

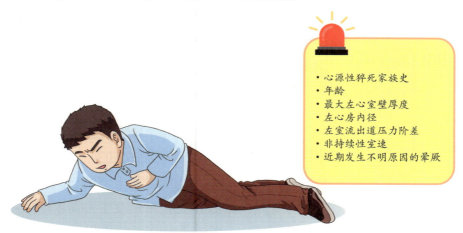

- 心源性猝死家族史
- 年龄
- 最大左心室壁厚度
- 左心房内径
- 左室流出道压力阶差
- 非持续性室速
- 近期发生不明原因的晕厥

如何预防猝死呢？

目前安装起搏器是公认的预防肥厚型心肌病患者发生心脏性猝死最有效和可靠的方法。既往明确发生过心源性猝死事件，包括心搏骤停、室颤、持续性室速导致意识丧失或血流动力学紊乱的患者推荐植入起搏器进行预防。另外，心源性猝死评分也作为是否安装起搏器的参考，建议高危患者安装起搏器。

24. 肥厚型心肌病一定会遗传给孩子吗？能避免遗传给下一代吗？

患有肥厚型心肌病的准父母可不能掉以轻心，基因变异是大多数肥厚型心肌病患者患病的根本病因，父母双方不论哪一方患病都可能遗传给下一代，因此确诊肥厚型心肌病且有生育需求的患者进行孕前遗传学检测十分必要。

肥厚型心肌病患者中约60%的人可以找到明确的致病基因变

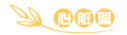

异，部分未检测出致病变异并不能排除遗传疾病的可能性，可能存在未被发现的基因变异。准父母需要了解他们的后代遗传肥厚型心肌病的可能，可以考虑自然受孕或其他方法来避免致病基因的遗传，包括产前诊断技术或胚胎植入前遗传学检测（preimplan-

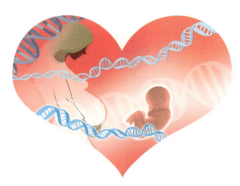

tation genetic testing，PGT）、配子（卵母细胞或精子）捐赠等。其中PGT是试管婴儿技术的一种，在胚胎植入子宫前对其进行基因检测，以选择基因正常或者低风险的胚胎植入子宫，达到健康生育的目的，这一技术有望帮助有生育需求的肥厚型心肌病患者生下健康宝宝。

25. 超声检查肥厚型心肌病患者射血分数正常，为何医生却说已经心衰了？

对于肥厚型心肌病患者来说，射血分数正常不代表没有发生心衰。心衰分为射血分数降低的心衰、射血分数保留的心衰和射血分数中间值的心衰三大类。

射血分数保留的心衰，也叫舒张性心衰，是肥厚型心肌病患者常出现的。正常情况下，血流会在舒张期从左心房通过二尖瓣口进入左心室，然后供应全身器官，但是肥厚型心肌病患者的左心室壁肥厚导致心肌僵硬、缺血，心脏舒张不开，房室之间的压力差减小，血流进入左心室比较费力，长此以往就会导致血液在左心房内淤积，会出现胸闷、呼吸困难、下肢水肿等症状，因此尽管左心室射血分数正常，但有上述表现可能就已经出现心衰了。

什么病人容易发生舒张性心衰呢？主要包括特异性心肌疾病

如肥厚型心肌病、慢性炎症性心肌病、自身免疫性疾病等；罕见病因包括药物或重金属中毒性心肌病、放射性心肌损害、代谢性疾病。另外老年人（≥65岁）、绝经后女性、肥胖（体重指数>30千克/平方米）、高血压、心房颤动、糖尿病、微血管性心肌缺血等也是发生舒张性心衰的危险因素。

诊断舒张性心衰，首先要存在以上心衰的症状且有相关疾病病史；其次需要进行超声心动图和脑利尿钠肽检测。这两项检查是诊断舒张性心衰的主要依据，必要时还可能需要进行心电图和其他血液指标检测。

26. 肥厚型心肌病每次复查都要检查心脏超声，有必要吗？

可以说所有怀疑及确诊的肥厚型心肌病患者都应进行经胸超声心动图检查，它是不可被替代的一种经济方便、特异性高的检查方法，可以从以下多个方面对病情作出评估。

（1）评估室壁厚度：超声可以评估室壁是否肥厚及肥厚程度，判断患者病情进展情况。

（2）评估左心室流出道是否存在梗阻：左心室流出道压力阶差是随着患者的状态变化的，超声可以在患者平静或者运动状态下实时进行评估，有助于更准确地评估病情严重程度。

（3）评估瓣膜异常运动和反流程度。

（4）评估左心室收缩和舒张功能：肥厚型心肌病患者多伴有明显的左心室功能障碍，尤其是舒张功能障碍，超声的评估有助于判断疾病分期。

肥厚型心肌病患者早期无明显不适的可以每6个月或1年复查1次，已经出现胸闷、胸痛、呼吸困难等相关症状的患者建议每3个月或6个月复查1次，且根据自身情况，不适随时就诊。

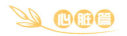

27.肥厚型心肌病日常生活管理应该注意什么？可以运动吗？

有人感慨说自从确诊了肥厚型心肌病，不敢乱吃、不敢运动，失去正常生活的能力。良好的生活方式和适当的运动会改善肥厚型心肌病患者的健康状况，日常生活可以从以下方面进行自我管理。

（1）运动：对于大多数肥厚型心肌病患者，推荐进行低至中等强度的体育运动，这类活动有助于改善心血管功能、身体抵抗力及整体健康状况。对于携带致病基因但临床尚未诊断肥厚型心肌病的患者，参加任何强度的竞技体育都是合理的。推荐以下运动。

1）有氧运动：健身走、慢跑（6~8千米/时）、骑自行车（12~16千米/时）、登山等。这种运动方式节奏平稳，是比较安全的体育活动方式。

2）中国传统运动：太极拳、五禽戏、八段锦等。这类健身方式动作平缓，可以提高人体的心肺功能、平衡能力，改善神经系统功能。

3）球类运动：篮球、乒乓球、羽毛球、门球等。这类运动方式需要良好的身体素质作为基础，适量运动，不建议参加比赛类活动。

以上所有运动需要根据自身疾病情况达到小强度或者中等强度运动程度即可。可以通过心率估测运动强度：小强度运动过程中心率一般不超过100次/分，中等强度运动过程中心率一般在100~140次/分。

（2）饮食：肥厚型心肌病患者应当均衡饮食，将体重指数保持在合适范围（体重指数正常范围为18.5~22.9千克/平方米）。梗阻性肥厚型心肌病患者饭后或者过饱容易发生心绞痛、晕厥等症状，因此建议少食多餐，餐后不要立即活动，不建议饮酒、喝浓茶或咖啡等刺激性饮品，防止流出道梗阻加重或隐匿梗阻的患者出现梗阻。

28. 肥厚型心肌病患者为什么容易发生房颤？

房颤的全名叫心房颤动，我们正常的心脏电活动是由心房窦房结有规律发生进而向下传播，才能保证心脏有规律地收缩和舒张，房颤的时候这些心电活动变成了无序的电波，心脏就失去了规律收缩舒张的能力，可能会出现心慌、气短、头晕等表现。

肥厚型心肌病患者中房颤的患病率可高达22.5%，其中的原因比较复杂，主要是因为肥厚型心肌病患者心室壁的肥厚、纤维化导致心室壁僵硬，舒张时不能完全打开心腔，接收从心房引流过来的血液量受限，导致血液长期淤积在心房内不能排出，心房就会逐渐扩大，从而影响发射心电信号的窦房结的功能，导致房颤的发生。除此之外，基因变异、心房的心肌和电传导系统的异常也可能与肥厚型心肌病患者房颤的发展有关。

房颤这个让人头痛的"捣蛋鬼"可是会搞出不少事情，它不仅会导致心脏收缩力下降，长期的血液滞留可能会形成血栓，血栓还可以通过血液到达全身各处，一旦跑到脑血管内就会引起缺血性脑卒中，也就是我们说的脑梗死，所以发现自己有房颤的迹象，要尽快去医院就诊。

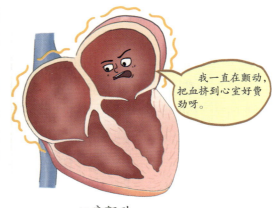

我一直在颤动，把血挤到心室好费劲呀。

心房颤动

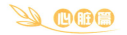

29. 药物如何治疗肥厚型心肌病？

对于症状比较轻的肥厚型心肌病患者，目前国际指南建议进行药物控制，常见的用法有以下几类。

（1）β受体阻滞剂：这类药物主要阻断$β_1$肾上腺素能受体，通过抑制交感神经系统的兴奋从而使心率减慢，减少心肌的耗氧量，改善心衰症状，是肥厚型心肌病的一线治疗药物，推荐用于有症状的梗阻性心肌病患者。β受体阻滞剂无效或不耐受的患者，可以使用非二氢吡啶类钙通道阻滞剂（如维拉帕米、地尔硫䓬）替代。对服用β受体阻滞剂和/或钙通道阻滞剂，但仍有持续严重症状的患者，可考虑加用丙吡胺或进行室间隔减容治疗。

（2）分子靶向药物：绝大多数导致肥厚型心肌病的基因突变发生在 *MYH7* 和 *MYBPC3* 基因中，它们分别负责编码人类β-肌球蛋白和肌球蛋白结合蛋白C。目前有两种肌球蛋白抑制剂，mavacamten和aficamten可选择性地抑制心肌肌球蛋白腺苷三磷酸酶活性，减少肌球蛋白与肌动蛋白的结合，从而减轻心脏过度收缩，改善舒张功能。临床试验结果显示该类药物减轻了左心室流出道梗阻，改善了患者运动能力及心功能。当使用β受体阻滞剂和/或钙通道阻滞剂行最佳药物治疗疗效不佳或不能耐受时，可考虑将心肌肌球蛋白抑制剂用作二线治疗，然而远期疗效以及对长期生存率、并发症的影响仍不明确，临床应用仍需谨慎。

（3）血管紧张素Ⅱ受体阻滞剂：实验证明血管紧张素Ⅱ受体阻滞剂可阻止亚临床肥厚型心肌病转基因小鼠心肌肥厚的进展，防止非心肌细胞增殖和纤维化的出现，而对已发生肥大的心肌无逆转效果。目前在治疗肥厚型心肌病阻止其病理进展上存在争议，疗效需要进一步的研究验证。

30.传统室间隔心肌切除术（Morrow术式）能治愈肥厚型心肌病吗？

针对药物疗效不佳或不耐受的梗阻性肥厚型心肌病患者，可通过外科手术或微创介入手术治疗。主要的治疗目标是缓解梗阻、改善血流动力学、降低心血管事件风险、改善症状、延缓生存期。但不能完全阻止心肌细胞水平疾病进展、彻底治愈疾病。

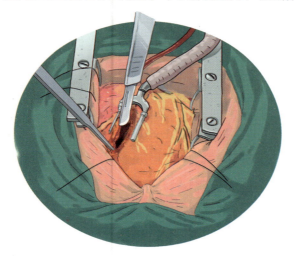

目前临床最常用的外科手术是改良Morrow术式，简单说这种方式就是在心脏停跳状态下，打开胸腔，暴露出心脏，用手术刀直接切除部分肥厚的室间隔，优点在于降低左室流出道压差，进而改善症状，需要重复手术的概率较低；如同时合并其他相关需要手术干预的心脏疾病也可同期手术，但创伤性大、术后恢复相对慢，术后出现传导阻滞的并发症概率较高，一旦发生三度房室传导阻滞就需要安装永久起搏器。

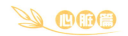

31. 超声引导下经皮心肌内室间隔射频消融术（PIMSRA）是怎么把肥厚的心肌消除掉的？超声可以看到术中情况吗？

　　PIMSRA又被称为Liwen术式，是在跳动的心脏上进行的一种经皮心肌内室间隔射频消融术，这个手术是在超声引导下将消融针从胸前区经过胸壁到达心尖部再进入室间隔，然后逐渐进入肥厚的室间隔基底部，启动消融系统，消融针尖的电极就会发出交流电，产生热量导致局部温度可达100摄氏度，使心肌细胞发生不可逆凝固性坏死，一个部位消融完毕后，调整消融针到下一个消融区，逐步消融预先规划的消融区域。消融的肥厚心肌并不是术后马上就变薄的，而是随着时间推移，坏死的心肌逐渐被吸收，保留正常活性心肌，消融区的心肌逐渐变薄，达到解除左室流出道梗阻、室间隔减容的效果。

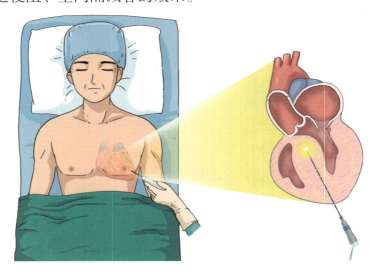

　　该术式从进针、消融、调整针道整个操作的过程都是在超声引导下实时显示的，我们可以在超声图像上清楚判断消融针位置

及消融范围，因此保证了手术的安全性和有效性。多个临床中心的数据显示了该术式的良好治疗效果，而且由于微创这种较好的治疗体验，PIMSRA受到越来越多患者的欢迎。

32.PIMSRA的优点是什么？PIMSRA术后需要注意什么问题？

PIMSRA是在心脏不停跳的基础上进行的微创手术，避免了外科手术需要开胸和体外循环的问题，在靶区直接消融，术后即刻就能达到良好的效果。

心脏传导束多数位于心内膜下，PIMSRA消融靶区选择室间隔中部，这样可以避开心内膜，有效保护传导系统不受损伤。另外患者术中连接12导联心电图，实时观察心电图的变化，实时调整射频功率及消融区域，明显减少术后发生心律失常的风险。

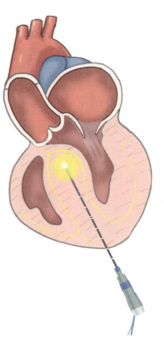

整个手术过程是在经胸超声引导下进行的，保证消融针精准到达消融区，能实时显示消融的范围，保证消融效果，手术过程可以及时发现心功能异常或心包积液，有助于及时采取措施，减小手术风险。

PIMSRA手术的患者术后24小时内要卧床休息，24小时后可下床走动，逐渐增加活动量，避免剧烈活动、猛蹲猛起。饮食要均衡，少油少盐，少食多餐，不吸烟，不饮酒，不喝咖啡、浓茶等刺激性饮料。出院后要定期复查超声心动图、心电图及心肌酶等检查，不

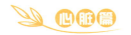

进行剧烈体育活动和重体力劳动。

总之，PIMSRA是一个安全、有效的微创室间隔减容术，手术创伤小、术后恢复快、患者症状改善显著，并且可重复消融。

33. 怀疑左室心尖部肥厚，左心声学造影有必要做吗？

左室心尖部肥厚是肥厚型心肌病的一种少见类型，病因尚未完全明确，部分可由常染色体显性遗传导致。其临床表现具有高度异质性，部分患者可能无明显症状或症状轻微，但也可能出现严重的心血管并发症。

由于心尖部位置特殊，常规心脏彩超心尖部的图像不易聚焦，容易受干扰，显示不够清晰。左心声学造影能够显著改善心内膜边界的显示，使心内膜和肥厚心肌分界清晰可辨，有助于医生更准确地判断是否存在肥厚以及肥厚的程度和范围，减少因图像模糊或结构重叠而导致的诊断错误。

因此，当常规心脏彩超检查怀疑左室心尖部肥厚，又不能百分百确定时，会让患者再做左心声学造影。由此可见，有时候左心声学造影是非常有意义的一项检查！

34. 心脏超声医生说我可能得了心肌淀粉样变性，超声能看见心脏里的淀粉？

你或许会感到疑惑，淀粉怎么会跑到心脏里面去呢？其实啊，这里说的"淀粉"跟食用淀粉不是一回事。心肌淀粉样变性是指淀粉样蛋白在心肌细胞外基质中异常沉积，引起心肌损伤和功能障碍的一种疾病，可能由遗传因素、免疫系统异常、代谢异常等原因引起。心肌淀粉样变性主要分为四种类型。

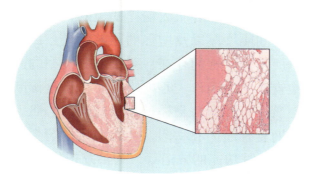

（1）原发型（轻链型）：由单克隆免疫球蛋白沉积在心脏所致，少部分患者可以合并多发性骨髓瘤等浆细胞增多性疾病，通常发生于50岁以上人群。

（2）遗传型：为基因突变甲状腺素运载蛋白型（TTRm），多数于40岁以上发病，常累及多个部位。

（3）老年型：也称为野生型甲状腺素运载蛋白型（TTRwt），60岁以下发病者极其罕见，男性多见。

（4）继发型：较少见，常继发于慢性炎症、恶性肿瘤和自身免疫性疾病，如风湿性心脏病、结核、慢性消耗性疾病和慢性化脓性疾病等。这些疾病会导致抗原刺激巨噬细胞活化，进而形成难溶性蛋白，沉积在心肌组织中。

（5）其他：β2微球蛋白相关型和孤立心房型，更为罕见。心肌淀粉样变其临床表现较为多样，包括心室肥厚、心律失常、心绞痛、心力衰竭，骨质损害等。不同的分型病因不同，治疗方法也不相同，因此一定要诊断清楚类型

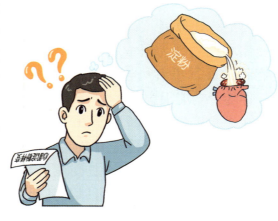

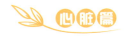

才能对症下药。

超声心动图能够显示心肌淀粉样变性的一些特征性改变，如心室壁增厚、室间隔增厚以及增强的颗粒状光点回声。这些改变高度提示心肌淀粉样变性的存在！对于部分类型的淀粉样变还需要借助核素检查等帮助确诊。心内膜心肌活检是诊断这种疾病的"金标准"。心肌淀粉样变性是一种进展较快的心肌疾病，治疗的同时一定要定期复查超声心动图，动态观察病情变化，包括心室壁厚度的增加、心脏功能的减退等，为治疗提供可靠依据！

35. 法布里病——伤"心"又伤"肾"！

法布里病这个名字你听起来或许会感到陌生，它也被称为Fabry病，是一种罕见的X连锁遗传溶酶体贮积症。该病由于 *GLA* 基因突变导致α-半乳糖苷酶A活性降低或完全缺乏，进而造成代谢底物三己糖酰基鞘脂醇及其衍生物脱乙酰基GL-3在多个脏器中贮积，引发多脏器病变甚至危及生命的并发症。

超过半数的法布里病患者存在心脏疾病，心脏受累的比例显著高于其他器官。其心脏受累表现为心肌肥厚、心肌缺血。严重者还可出现心绞痛、心肌梗死和心力衰竭，多为疾病的晚期表现和主要的死亡原因。肾脏是法布里病后期主要受累脏器之一，肾脏受累早期表现为尿浓缩功能障碍，如夜尿增多、多尿和遗尿。随病程进展，患者可逐渐出现蛋白尿，甚至达到肾病综合征水平，伴随肾功能损害。

在法布里病的诊断过程中，超声能够帮助医生发现心脏是否出现肥厚、心功能下降等异常改变。对于法布里病患者来说，超声心动图不仅可以评估心脏受累的程度，还可以监测疾病的进展。此外，超声心动图还可以与其他检查方法如心电图、磁共振等相结合，为医生提供更全面的诊断信息。

36.儿童身材矮小合并心肌肥厚，小心努南综合征！

当家长发现自己的孩子比同龄孩子长得慢，且超声检查提示心肌肥厚，这个时候作为家长可一定要当心了，这可能是一种可怕的疾病预警——努南综合征。

努南综合征，是一种较为罕见的多系统受累的常染色体显性遗传疾病。这意味着，如果父母中有一人患有此病，他们的孩子就有一定的概率"继承"这个"不速之客"。不过，大多数努南综合征的病例是散发性的，并不遵循家族遗传的规律。在努南综合征中，多个基因都可能出现突变，这些基因包括*PTPN11*、*SOS1*、*RAF1*、*KRAS*等。

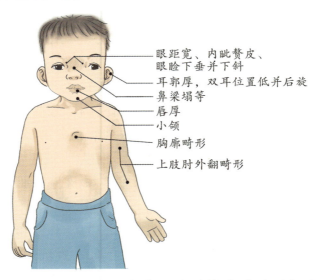

眼距宽、内眦赘皮、眼睑下垂并下斜
耳郭厚，双耳位置低并后旋
鼻梁塌等
唇厚
小颌
胸廓畸形
上肢肘外翻畸形

它主要影响孩子的生长和发育。这种病会让孩子们出现一些特殊的面容特征，比如眼睛距离比较宽、耳朵位置偏低、鼻梁较塌等。此外，孩子们还常常身材矮小，胸廓和骨骼也可能有异

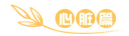

常。当然，努南综合征的影响远不止于此，它还会影响患儿的心脏、神经系统、血液淋巴系统和生殖系统等多个方面。

超声检查在努南综合征诊断中起到了非常重要的作用。在孕期，如果发现胎儿颈部透明层厚度增加、羊水过多或者心脏结构异常，就可能提示努南综合征。努南综合征儿童常伴有心脏结构异常，如肺动脉狭窄、肥厚型心肌病、室间隔缺损等。超声检查可以清晰地显示心脏的内部结构和功能，帮助医生准确评估心脏异常的严重程度和类型，从而进行确诊。努南综合征早期发现和干预可以大大改善孩子的生活质量。因此，如果家族中有努南综合征的病史，或者孕期超声检查发现异常，一定要及时咨询医生。

37. 糖原的"囚禁"之谜——庞贝病

庞贝病（Pompe disease）是一种罕见的常染色体隐性遗传性疾病，属于单基因遗传病，当父母双方均携带有该基因，子代有1/4概率患病，全球新生宝宝每出生40000个，就可能会有1个患庞贝病。庞贝病的发生是由于人类庞大的染色体"设计图纸"上的第17对染色体"酸性α-葡糖苷酶基因"发生了异常，导致酸性α-葡糖苷酶（GAA）缺乏。而这种酶是分解糖原所必需的酶，它的缺乏会导致糖原在溶酶体内蓄积，无法被正常利用，进而影响全身各组织的能量供应。该病主要累及骨骼肌和心肌，进展迅速。

根据发病年龄的不同，庞贝病可分为婴儿型和晚发型两种。

（1）婴儿型：婴儿型主要累及心肌，表现为全心心肌肥厚，即肥厚型心肌病，通常在出生后不久即发病，出现心力衰竭。除心脏之外，还可以有严重的肌张力低下、无力、肝大、心脏扩大等表现。患儿可能出现喂养困难、舌体突出增大，多数患儿因呼吸或心脏的并发症在两岁前就死亡。

（2）晚发型：多在儿童期、少年期或成年期发病，表现为疲劳无力、进行性的肌无力、运动不耐受，逐渐出现呼吸肌受累，并导致呼吸衰竭。患者还可能伴有睡眠呼吸暂停综合征、白天嗜睡、脊椎侧弯、下背疼痛等症状。

确诊主要通过GAA活性检测和基因分析，早期诊断和筛查方法包括干血斑样本检测和肌肉活检。心脏受累是婴儿型庞贝病的标志性症状，而超声心动图在了解心脏病变有重要意义。由于庞贝病是一种遗传性疾病，因此预防的关键是要做好遗传咨询和产前诊断。

38.原来真的会"心碎"——应激性心肌病

应激性心脏病，听起来可能有点陌生，但其实它与我们日常生活中的情绪压力息息相关。简单来说，当我们遭遇到极度的悲伤、愤怒或恐惧等强烈情绪刺激时，真的可能会"心碎"。

想象一下，当你遭遇重大打击时，心情极度低落，这时身体里的肾上腺素等激素会猛增，就像给心脏来了个"大轰炸"。这种强烈的应激反应会让心脏肌肉变得异常，像被突然绷紧的橡皮筋，有时会导致心脏像气球一样膨胀，医学上称为"心碎综合征"。

虽然名字听起来吓人，但应激性心脏病并没有真正伤害到心脏的结构，而是一种暂时性的功能异常。它的症状可能包括胸痛、呼吸困难和心跳加速，随着情绪的稳定和适当的治疗，这些症状通常会在半年左右逐渐消失，心脏也能够恢复正常。

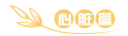

在应激性心脏病的诊断中，心脏彩超能够实时地观察到心脏在应激反应下的动态变化。比如心脏局部的异常膨胀或运动障碍，最常发生的部位是左心室心尖部，可以表现得像心肌梗死室壁瘤一样，局部不收缩甚至膨出扩大；也可以观察到治疗后心脏搏动异常的逐渐恢复，这些关键信息对于医生来说至关重要。

所以，当我们面对生活中挑战时，一定要调整好自己的情绪，避免让心脏承受过大的压力。而一旦出现心脏不适的症状，及时就医并进行超声检查是非常重要的。

39. 年纪轻轻被心电图诊断为室性心律失常，原来是致心律失常型右心室心肌病！

致心律失常型右心室心肌病（arrhy-thmogenic right ventricu-lar cardio-myopathy，ARVC）是一种比较罕见且危险的心脏疾病。ARVC 是一种遗传性心脏病，报道较多的致病基因有 *PKP2*、*DSP*、*DSG2*、*DSC2*、*JUP*、*TMEM13*、*RYR2*，约60%的患者可以检测到突变的基因。它的主要特点是右心室的心肌逐渐被纤维和脂肪组织所替代。这种变化不仅削弱了心脏的正常功能，还导致了心脏电活动的异常，容易引发心律失常，如室性心动过速、室颤等。这些心律失常可能危及生命，甚至导致心源性猝死。ARVC 的"幕后主谋"是谁呢？研究发现，遗传可能是最大的"嫌疑人"。这意味着，如果你的家族中有人得过这个病，那么你患病的风险也会大大增加。除了遗传原因，个体发育异常、心肌细胞的退变或变性，以及慢性炎症的侵袭，都可能成为 ARVC 的"帮凶"。这些因素相互作用，让右心室的心肌逐渐变得脆弱不堪。

许多 ARVC 患者在疾病早期没有任何感觉，然而随着病情的进展，患者可能会出现心悸、胸闷、头晕等症状，严重时还会出现晕厥或猝死。因此，对于有家族史或高风险因素的人群来说，定期进行心脏检查是十分必要的。

超声可以观察右心室是否出现扩大、运动异常或局部扩张等迹象。这些异常表现是 ARVC 的重要诊断线索。心脏磁共振成像（magnetic resonance imaging，MRI）也被广泛应用于 ARVC 的诊断中。MRI 能够提供更为详细和全面的心脏结构和组织特征信息。

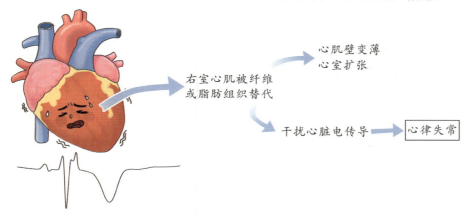

对于已确诊的患者及其家属而言，积极寻求遗传咨询并考虑基因检测，对于理解疾病根源、制订个性化预防策略非常重要。

40. 我不就是吃不下饭还水肿的正常孕期反应吗？超声医生怎么说我得了围生期心肌病？

围生期的妈妈，特别是妊娠晚期可能会出现水肿、呼吸困难等症状，很多妈妈认为是正常的孕晚期反应，但其实不尽然。

围生期心肌病是一种特殊类型的心肌病，主要发生在妊娠最后 3 个月或产后 6 个月内，且通常既往并无心脏病史。在我国的发病率约占产妇的 0.023%，但该病的预后较好，治愈率约为 30%。围生期心肌病的病因尚不明确，病毒感染、自身免疫因素以及多胎、多产、高血压等因素可能与其发病相关。

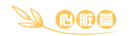

看到这里妈妈们不禁想问：到底怎么发现我是不是得了围生期心肌病呢？

围生期心肌病的主要临床表现为劳累后呼吸困难、血痰、肝大、水肿、心悸、端坐呼吸、咳嗽、心律失常、颈静脉怒张、下肢水肿、疲劳等充血性心力衰竭的表现，但这些表现有时却不够特异，孕晚期的妈妈可能会误以为是孕期的一般反应，因此错过就诊时机，从而延误治疗。

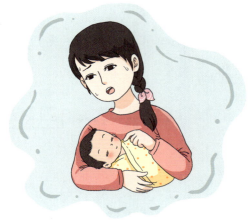

在超声心动图中主要表现为心腔扩大、室壁变薄、心脏收缩力下降、室壁运动减弱，以及以上原因综合导致的瓣膜的继发性开放和关闭受限、心包积液等。甚至在某些情况下超声检查还可能发现心脏内存在附壁血栓。这可能是心腔内血流速度减慢、血液淤积和血液高凝状态等因素共同作用的结果。

因此，对于围生期妈妈来说，加强妊娠期和围生期体检，及时超声检查和随访也是早期发现围生期心肌病、评估病情进展和治疗效果的重要手段。

41. 新冠病毒真厉害，除了肺还会攻击心脏？

不是危言耸听！新型冠状病毒感染后，确实有可能导致病毒性心肌炎的发生！

我们都知道"感冒"时，会出现发热、乏力、咳嗽等症状。如果病毒进入我们身体，除了攻击肺，还可能通过循环系统或者经肺部扩散到心肌组织，侵犯心肌细胞，导致心肌细胞损伤、变性、坏死。除此之外，我们身体在与病毒斗争时产生的炎症因子和细胞介质也会对心肌细胞造成损伤。随着病情发展，我们就可能会出现胸痛、心律不齐、全身倦怠、肌肉酸痛等不适症状。

超声心动图下的病毒性心肌炎可以表现为心腔扩大，左右心均可受累，但以左心扩大更为常见。由于病毒及炎症因子等的攻击，导致心肌间质水肿，超声在急性期有时可观察到心肌增厚。其次，心肌的运动也会受到影响：局部或弥漫性室壁收缩活动减弱、消失或不协调是病毒性心肌炎常见的超声表现。这些异常会导致患者的心脏泵血功能受到影响，即左心室射血分数降低。患者还可出现心包积液、瓣膜功能异常或血栓形成，这些情况的出现可能进一步增加心脏的负担或者进一步加重病情。

超声心动图虽能提供有价值的诊断信息，但并不能作为病毒性心肌炎的确诊手段。在临床诊断过程中医生还是需要结合临床表现、实验室检查和其他影像学检查结果进行综合判断患者到底是不是患了病毒性心肌炎。

42. 心脏超声报告说我的心脏变成"球"了，是扩张型心肌病吗？

心脏扩大并非某一种独立的心脏疾病特有的表现，其病因复杂多样，很多类型的心脏疾病终末期都会表现为心脏扩大，比如常见的高血压性心脏病，刚开始可能表现为心室壁代偿性增厚，发展到后期心脏功能失代偿阶段，则会出现心脏扩大，心功能也相应变差。与之类似的还有心脏瓣膜异常，如主动脉瓣关闭不全、甲亢性心脏病等。冠心病冠状动脉狭窄导致心肌缺血，长此以往可引发心脏结构和功能改变，进而导致心脏扩大。

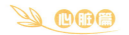

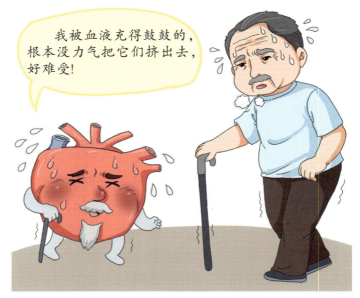

> 我被血液充得鼓鼓的，根本没力气把它们挤出去，好难受！

病毒性心肌炎、酒精性心肌病的严重阶段也会出现心腔扩大。甚至肥厚型心肌病在终末期也可出现室壁肥厚程度较前下降、心腔扩大。还有一些先天性心脏病由于心脏结构异常导致心脏扩大。

那么说了半天，到底是不是扩张型心肌病呢？

扩张型心肌病是一个排他性诊断，如果排除以上其他原因导致的心脏扩大，临床上也没有找到其他的原因会导致心脏扩大，那么我们就认为你患的是原发的扩张型心肌病。当然，要明确扩张型心肌病的诊断，还是要靠基因检测等方法来最终确诊。

43.借酒消愁愁更愁，酒精让我"伤心"了

真的吗？我只听说过喝酒会伤肝，居然不知道心脏也会受累及！

是真的！酒精性心肌病是一种由于长期大量饮酒导致的心脏疾病，其发病与乙醇及其代谢产物乙醛对心肌的直接毒害密切相

关。此外，研究人员在酒精性心肌病患者中发现了一些导致扩张型心肌病的基因变异，这些变异可能增加了患者对酒精的敏感性。也就是说，有些人更容易患酒精性心肌病！

　　长期饮酒的人如果出现心悸、胸闷、胸痛、心绞痛等表现，尤其是在大量饮酒后更明显，或者已经出现呼吸困难、乏力、下肢水肿等心功能不全的症状，就要警惕是不是自己的心脏出了问题，一定要及时到医院进行检查。

　　超声可以观察到心室不同程度的搏动减弱，初期以左心室扩大为主，晚期心脏各个房室腔均可扩大。在心功能方面，酒精性心肌病患者的左心室收缩和舒张功能均会减退，以上心腔扩大等还可以导致瓣膜相对性的关闭不全。

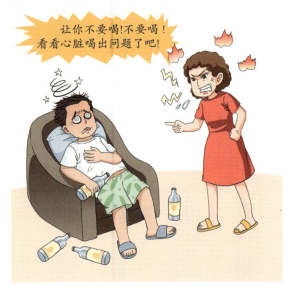

　　俗话说"治病要治根"，诊断为酒精性心肌病的患者首先要做的就是戒酒！然后医生会辅以药物治疗、营养支持等方式改善心功能。那么在这里也要呼吁朋友们，饮酒要适度、践行健康生活方式、定期体检，维护自己的心脏健康！

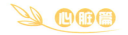

44.心肌过度小梁化：超声医生说我的心脏变成"蜂窝"了？这是怎么回事？

心肌过度小梁化，是一种罕见的先天性心肌病，也叫心肌致密化不全，它主要是由胚胎期心肌致密化过程失败导致，也就是心肌发育过程会从"蜂窝状"逐步转变为致密的心肌，这个过程出现问题就表现为心内膜及内膜下心肌呈现似"蜂窝状"改变，尤其在左心室中下部、心尖段。

心肌致密化不全的病因尚不完全明确，但可能与遗传、先天性心脏组织发育异常、感染性心内膜炎、心室重塑等因素有关。

心肌致密化不全的临床表现各异，严重程度不一，发病年龄可从胎儿到老年。其主要症状包括乏力、胸闷、活动后呼吸困难等心力衰竭表现，也可导致心律失常、心内膜过度小梁化的小梁隐窝血栓形成，以及血栓脱落栓塞脑部血管等相应表现。

这个疾病在心脏彩超上有特征性的表现：可以看到心室壁存在双层结构，一层为靠近心外膜的致密化的心肌，另一层为靠近心腔的包含较多的突出肌小梁及深陷的小梁间隐窝的非致密化心肌。通常认为非致密化心肌/致密化心肌>2（成人）或>1.4（儿童）可诊断为心肌致密化不全。

得了这个病可怎么办呢？对于无症状或症状轻微的心肌过度小梁化患者，通常无须进行特殊治疗，但须定期随访观察病情变化。对于症状较重或伴有严重并发症的患者，则需要配合医生进行针对性的药物治疗或者起搏器植入等。

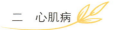

45.婴儿心脏球形变——可能是心内膜弹力纤维增生症！

不到1岁的小宝宝心脏却变成球形了，一定要警惕心内膜弹力纤维增生症（endocardial fibroelastosis，EFE）！这个病也称为硬化性心内膜炎，是一种罕见的病因未明的心脏疾病，以心内膜胶原纤维和弹力纤维增生为主，以心内膜增厚、心腔扩大、心肌收缩和舒张功能受损为特征，是婴幼儿时期充血性心力衰竭致死的重要原因。病变主要累及左室，亦可累及所有心腔、心肌和瓣膜。EFE发病率占先天性心脏病的1%~2%，其中1岁以内的发病率为70%~80%。

婴幼儿中，EFE表现为扩张型心肌病形式。超声表现为：①左心室、左心房内径增大，严重时可出现右心增大。心脏整体呈球形或椭圆形改变。心肌收缩力减弱，室壁运动幅度减小。二尖瓣、三尖瓣不同程度的反流。②心内膜呈弥漫性均匀性增厚，回声增强。③心脏收缩和舒张功能降低，左心室收缩功能明显减退，表现为左心室射血分数降低。

原发性EFE诊断的"金标准"是组织学检查，但活检的风险相当高，所以一般不提倡进行活检确诊。超声具备典型特征即可提示。目前，进一步的基因检测有望为儿童EFE的鉴别诊断提供更有价值的信息。

46.限制型心肌病——心内膜是元凶！

限制型心肌病是以心内膜及心内膜下心肌纤维化和瘢痕引起舒张期难于舒展及充盈受限为特征的心肌病。

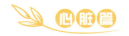

限制型心肌病从病因上可以分为嗜酸细胞性心内膜疾病和原发性限制型心肌病。有些患者会伴随身体里嗜酸性粒细胞变多，研究表明这些细胞里释放出来的蛋白，会刺激和伤害心内膜及周围心肌细胞，局部心肌细胞会坏死、留疤、变硬，最后纤维化，

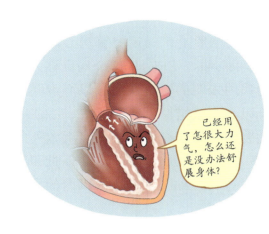

还容易形成血栓。还有一部分患者病因未明，心内膜增厚或纤维化并不明显，而且嗜酸性粒细胞也没有明显增多，但这类病人中的大多数有心肌纤维化的问题，这种疾病称为原发性限制型心肌病。患者除了乏力、呼吸困难、运动耐力下降等症状，还可出现下肢水肿、肝大、

少尿、胸水、腹水等严重症状。

超声检查是诊断限制型心肌病的重要帮手！在超声心动图上，有几个明显的特点：①心内膜增厚、回声增强，像是一层"硬壳"；②左心室大小可能正常，或者缩小，尤其是心尖部，两个心房大多数会增大，像是两个显眼的"大耳朵"；③室壁也因为纤维化，活动起来会变得僵硬，运动幅度减小；④心脏里的瓣膜可能会增厚，有时还会出现心包积液。这些改变共同反映了心肌的纤维化、僵硬和舒张功能受限，可仅累及左心室，也可累及双心室。

如果彩超图像不太典型，还需要结合患者症状、其他影像学检查、实验室检查以及心内膜心肌活检，共同来确诊。

47.肿瘤心脏病：是肿瘤转移到心脏了吗？化疗后怎么心脏也出毛病了？做个心脏彩超看一看！

肿瘤心脏病，简单来说就是"肿瘤惹的祸，让心脏也跟着遭殃"，要么是肿瘤本身所引起的心血管疾病，要么是因肿瘤治疗（如化疗、放疗等）而出现的心血管疾病，当然也包括本来就有心脏病再加上肿瘤治疗导致病情加重的情况。

某些"大胆的"肿瘤可能直接攻击心脏，或者通过分泌某些物质影响心脏工作。抗肿瘤治疗，特别是化疗和放疗，可能对心脏造成损伤。一些具有心脏毒性的化疗药物，会导致心肌损害、心律失常、心功能变差等问题；放疗则可能引起心脏的放射损伤，包括心包炎、心肌纤维化等。

肿瘤心脏病的症状多种多样，包括但不限于呼吸困难、心悸、胸痛以及肿瘤本身导致的症状。目前，对于放化疗引起的心脏问题还没有"特效药"。因此，在治疗过程中常用超声心动图检查来"盯"着心脏的情况。2014年美国超声心动图学会提出，如果癌症治疗让心脏的泵血能力比治疗前差了10%以上，并达到绝对值53%以下，那就算是心脏被治疗"伤"到了。他们还根据心脏恢复的情况，将其分为：①心脏能完全恢复的；②能恢复一些但还有问题的；③恢复不了的；④还有的因为各种原因没法再评估。

因此，对于肿瘤治疗患者，最重要的还是要定期进行超声等检查进行心脏功能监测，及时调整治疗方案，好好保护这个"人体发动机"！

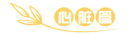

48.类风湿和红斑狼疮的心脏之战!

　　类风湿性关节炎和系统性红斑狼疮都属于自身免疫性疾病。做个比喻，就是我们身体的免疫系统不认识自己了，把自己的器官组织都当作敌人攻击，从而影响全身很多器官不能正常工作!

　　类风湿性关节炎是一种慢性、全身性自身免疫性疾病，主要表现为对称性多关节炎，多发生在腕关节、近端指间关节、掌指关节等。早上起来时可能感觉到关节僵硬，持续半小时后又能活动自如，有时也会出现关节肿胀。而系统性红斑狼疮特别喜欢找年轻女性，也会累及多脏器，主要表现为发热等全身症状以及颧部出现像蝴蝶一样的"蝶形红斑"等皮肤黏膜表现，也会出现关节痛以及其他系统如肾脏、心脏、肺、神经系统等累及症状。

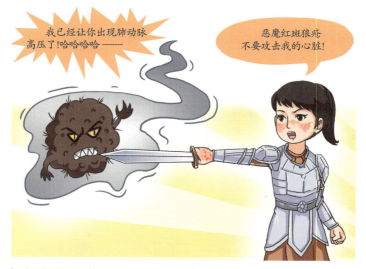

　　自身免疫性疾病可以形成免疫复合物，在心肌微循环和血管周围沉积，引起心肌损伤并激活机体免疫系统，导致心肌坏死以及心肌持续炎症反应。心肌坏死之后就发生纤维化从而形成瘢痕，同时慢性炎症反应也可以导致心肌细胞间的组织发生纤维

化，逐渐出现心脏功能减退、心脏扩大，最终导致心力衰竭。

此外，由于自身免疫性疾病患者合并肺间质纤维化以及肺静脉阻塞性疾病而导致肺动脉高压，这也是其心脏受累原因之一。大概有5%~15%的这种自身免疫性疾病患者会有肺动脉高压。

除了以上两种病，还有很多自身免疫性疾病也能伤到心脏，比如系统性硬化症、抗磷脂综合征、强直性脊柱炎、皮肌炎、多发性肌炎、血管炎、结节病等，这些疾病都需要关注心脏哦！

49.肺源性心脏病：老慢支多年，怎么心脏也会出问题？

冬天一到，老慢支（慢性支气管炎）的朋友们可能就难受了，症状会加重，如果感觉胸口像压了块大石头，喘不上气，那可得小心了，这可能是肺源性心脏病在捣鬼。肺源性心脏病，简称肺心病，是指由支气管-肺组织、胸廓或肺血管不通畅、阻力增加，产生肺动脉高压，继而引起与肺动脉相连接的右心室功能下降的疾病。呼吸道感染是肺心病急性发作的主要诱因，会使原有的呼吸系统疾病加重。其次，吸烟、过度劳累、职业粉尘、空气污染等也可引起肺心病的发作，且有慢性咳嗽、咳痰的患者肺心病发病率更高。

根据起病缓急和病程长短，可分为急性肺心病和慢性肺心病两类，临床上多见后者。急性肺心病起病急，有呼吸困难、胸痛、窒息感等症状；慢性肺心病的症状主要为急性呼吸道感染后，呼吸困难加重，出现发绀、心悸、胸闷、恶心、下肢水肿等症状。

彩超能评估肺动脉的压力及右心功能，其主要表现为右心房和右心室增大、三尖瓣反流、肝静脉及下腔静脉内径增宽、下腔静脉搏动减弱、肝淤血等，如果合并有肺动脉高压，还可以通过测量右心内血流来对肺动脉高压程度进行判断。

50. 心脏安装起搏器，心脏彩超可以做什么？

　　安装心脏起搏器后，我们需要定期复查，且术后的复诊还是比较严格的。出院以后1个月、3个月、6个月都要来医院随访，以后每年1次。如果中途出现不舒服，就要立即来医院随诊。绝对禁止接近强磁场、电场，需要注意的事项包括电吹风不要频繁开关，接触家电时如感觉异常要注意远离等。随诊时需要进行一些常规检查，比如抽血化验、超声心动图、心电图检查等。超声心动图主要评估以下几个方面。

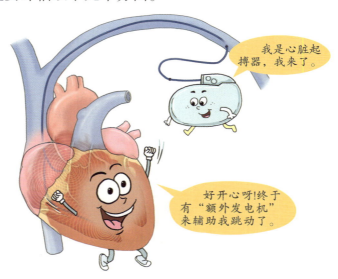

我是心脏起搏器，我来了。

好开心呀! 终于有"额外发电机"来辅助我跳动了。

　　（1）心脏彩超能够帮助判断起搏器植入后心脏结构是否发生变化，评估心脏的泵血功能是否正常，以及起搏器是否对心功能产生了积极的影响。

　　（2）判断起搏器位置。观察有没有发生移位或脱落，同时观察电极与心肌的接触是否紧密，以及电极周围是否有炎症反应或血栓形成等异常。

（3）辅助判断起搏器工作状态。虽然心脏彩超不能直接显示起搏器的电信号或起搏频率，但它可以通过观察心脏的节律和收缩情况，间接判断起搏器的工作状态是否正常。

（4）监测并发症。通过心脏彩超观察心脏的血流情况，可以辅助判断是否存在起搏器综合征，如心室充盈不足、心室排血减少等。心脏彩超还可以帮助及时发现起搏器植入后可能出现的心包积液、心脏瓣膜损伤等。

（5）指导后续治疗。心脏彩超的检查结果可以为医生制订后续治疗方案提供重要参考。

（张瑞芳　段会参　武丽娜　王　畅　贺恬宇　郭海燕　刘海艳
韩正阳）

51. 退行性瓣膜病：年龄越来越大了，瓣膜也会变老吗？

　　人上了年纪，心脏里的那些"阀门"，也就是心脏瓣膜，也会像老机器零件那样，慢慢磨损，变得不那么灵活了，它们可能会变得黏糊糊的——"黏液样变性"，或者变硬——纤维化、钙化，这样瓣膜的弹性就变差了，活动起来也受限。这些改变常见于主动脉瓣与二尖瓣，可引起不同程度的瓣膜狭窄及关闭不全，严重者由于心脏内血液不能顺利射出心房或者心室，会产生呼吸困难、晕厥等临床症状。

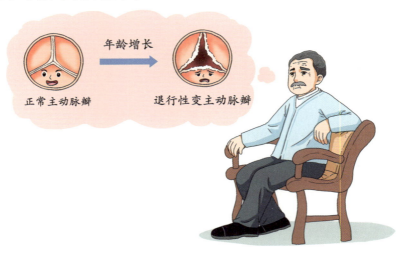

正常主动脉瓣　　年龄增长　　退行性变主动脉瓣

　　轻度的瓣膜退行性变不影响瓣膜的活动，患者不会有相应的临床症状。但是如果瓣膜退行性变逐渐加重，明显影响了瓣膜的开放和关闭状态，造成心脏瓣膜的中重度狭窄或者关闭不全，这时候就不能大意了，可能需要手术修补瓣膜，甚至置换人工瓣膜。

　　心脏超声检查能够对心脏瓣膜进行直接且有效的观察，看瓣膜是否存在钙化，瓣膜数目有无异常，判断瓣膜是否存在狭窄或关闭不全，对瓣膜病变程度作出精准的定量分析。超声还能观察主动脉根部、环部等结构是否异常，心脏功能有没有受影响，对手术风险作预判。因此，老年人有了瓣膜病变需要定期进行心脏超声检查，及时采取有效的防治措施，防止病情恶化。

52. 医生说我的两侧面颊紫红，可能是二尖瓣狭窄，这是为什么？

　　"医生，我最近浑身没劲，出不来气，咳嗽，并且身上都肿了，这是怎么了？""你的两侧面颊暗红，口唇青紫，这有可能是二尖瓣狭窄。"

　　二尖瓣狭窄通俗地讲，就是二尖瓣这个"门"开得不够大，血液流过的时候受阻，导致左心房增大，继而产生一系列的临床症状。最常见的病因是链球菌感染引起的风湿热，就是链球菌感染以后身体自己跟自己打架，结果把二尖瓣的结构破坏了，导致二尖瓣瓣叶和腱索的变硬、萎缩、相互粘连，瓣口面积变小。

　　风湿性二尖瓣狭窄多见于20~40岁的青壮年，约70%的患者为女性。二尖瓣狭窄早期可数年都没有明显症状，晚期二尖瓣重度狭窄导致左心房血液不能充分射入左心室内，进一步导致肺淤血，可出现呼吸困难、咳嗽、咳血等症状。严重二尖瓣狭窄时，患者可呈"二尖瓣面容"，即表现为双颧骨处呈紫红色、口唇轻

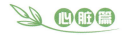

度紫绀，有经验的医生一看就能猜到，进而会建议患者进行心脏超声检查证实。

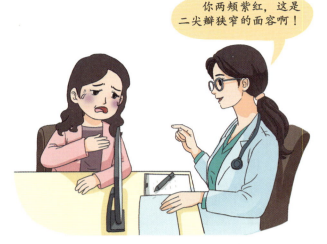

你两颊紫红，这是二尖瓣狭窄的面容啊！

超声可以观察到二尖瓣增厚增强，呈短粗的"棒槌样"改变，也有少数二尖瓣狭窄是先天发育造成的，这都需要心脏彩超进行鉴别诊断。临床医生需要参考超声检查结果才能确定下一步的治疗方案，判断是否需要手术以及选择哪种手术方式使患者受益最大。

53.彩超诊断二尖瓣瓣膜脱垂了，一定就要手术吗？

不要过度担心，如果超声结果显示是二尖瓣脱垂，这并不意味着必须动手术！

二尖瓣脱垂是指二尖瓣瓣膜或者瓣下方起牵拉作用的"绳子"或"挂钩"（腱索、乳头肌）出了问题，导致的二尖瓣瓣膜在心室收缩期脱垂入左心房中，可以伴有或者不伴有二尖瓣的关闭不全。导致二尖瓣脱垂主要病因可分为原发性和继发性，二尖

瓣黏液变性是原发性二尖瓣脱垂最主要的病因，继发性的病因则是由于心脏扩大，二尖瓣应力异常或炎症侵袭，如马凡综合征、

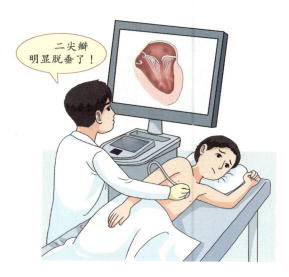

二尖瓣明显脱垂了！

系统性红斑狼疮、风湿性瓣膜炎等。超声心动图能对二尖瓣脱垂部位、脱垂病因、关闭不全的程度进行较准确的诊断。一般情况下没有临床症状且轻度瓣膜关闭不全的患者不需要临床干预。合并中度、重度二尖瓣关闭不全的患者，则需要考虑行经导管或外科二尖瓣成形术或者换瓣手术。

54.感染性心内膜炎：午后及晚上反复高热，当心是心脏瓣膜发炎惹的祸！

午后及晚上反复高热，不要总以为是感冒或肺炎引起的，其实，也可能是心脏瓣膜感染了！

感染性心内膜炎，这个病一般喜欢找那些心脏本身有点问题的人。它是由于一些细菌，比如草绿色链球菌、金黄色葡萄球菌等侵入人体后，通过血液跑到心脏里，在心内膜、心瓣膜或者

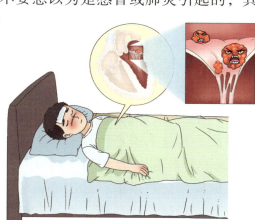

附近的大动脉瓣上安家落户，长出一堆"小蘑菇"状赘生物。这些赘生物特别喜欢长在血流从高压腔经过病变的瓣口或者先天缺损至低压腔产生高速射流和湍流的下游，比如二尖瓣的心房面、主动脉瓣的心室面、室间隔缺损的右心室侧，这可能和处于湍流下方部位的心内膜灌注压力下降，有利于微生物的沉积和生长有关。

发热是感染性心内膜炎患者最常见的症状，表现为弛张热，午后和晚上体温升高。重度瓣膜狭窄、关闭不全等瓣膜病变由于瓣膜口的异常血流，因此容易形成瓣膜赘生物甚至还可能造成瓣膜的穿孔。超声心动图检查，尤其是经食管超声心动图能清晰看到瓣膜病变的位置、严重程度，是否有赘生物及穿孔等，从而为临床的下一步诊疗提供依据。

55. 主动脉瓣关闭不全之"马凡综合征"

"医生，为什么我年纪轻轻就得了主动脉瓣关闭不全了呢？""引起主动脉瓣关闭不全的原因有很多，但是结合你身材瘦高、手指细长，引起主动脉瓣关闭不全的原因可能是一种特殊的疾病——马凡综合征。"

马凡综合征是一种遗传性疾病，多是由于咱们身体里的FBN1基因突变导致，容易在家族内聚集。这种病可以影响全身的结缔组织，最常见的受损部位则为眼部、心血管和肌肉骨骼等。马凡综合征如果侵犯到肌肉骨骼系统，身材就瘦高，表现为高个子，躯干、四肢、脚趾、手指都很细长，双手平伸距离比身高还长，看起来很不协调；如果眼部受损则会导致牵拉晶状体的"小绳子"断裂或者松弛，晶状体就容易偏离，视力也受影响；最麻烦也是最严重的，如果心血管受到侵犯，会导致与左心室相连的升主动脉像吹气球一样鼓起来，这称为"主动脉瘤样扩张"，还可能会形成主动脉夹层，这两种主动脉病变都可能让主动脉瓣关不严，更严重的是当主动脉内压力增高时，有可能突然裂开，那是分分钟要命的事！

超声心动图能清晰观察主动脉根部、窦部、环部等结构是否异常，诊断是否有主动脉瘤样扩张，是否有主动脉夹层并进行分型，判断主动脉瓣是否关闭不全及其严重程度。这些信息对治疗特别重要，如果是马凡综合征的患者，一定要定期去做超声心动图检查，这样就能早点发现问题，早点处理，大大降低猝死风险。

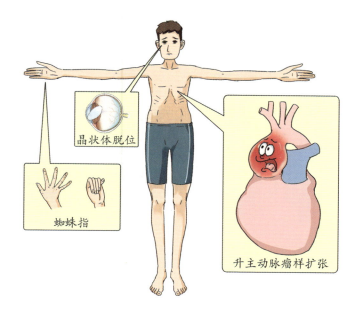

晶状体脱位

蜘蛛指

升主动脉瘤样扩张

56. 瓣膜置换术后心脏有杂音？彩超帮忙找真凶！

瓣膜置换术后心脏出现杂音，这确实是一个需要关注的问题，心脏彩超可以帮助锁定真凶，找出杂音的真正原因。瓣膜置

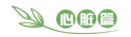

换术后产生心脏杂音的原因可能有以下几种。

（1）机械瓣的特性。如果使用的是机械瓣，其启闭时可能产生类似钟表的金属音，这种声音有时可能被误认为是杂音。这种情况下，需要通过心脏彩超仔细辨别是机械音还是真正的杂音。

（2）人工瓣并发症。长期使用人工瓣尤其是生物瓣，瓣膜功能可能发生退化、结构上也可能出现变硬、钙化甚至撕裂等，导致人工瓣膜狭窄或者关闭不全。瓣周漏是人工瓣膜与周围心肌组织之间出现了裂隙，多数是由缝合处裂开、心内膜炎、机械磨损等引起，严重的瓣周漏需要及时处理。另外，人工瓣感染形成赘生物、血管翳形成等还有可能造成卡瓣，也就是瓣膜失灵。一旦出现这种情况，患者病情会迅速恶化，很快出现肺水肿和周围循环衰竭。

心脏彩超可以帮助明确杂音来源，通过观察瓣膜的启闭情况和血液流动方向，评估瓣膜置换术的效果，有无瓣周漏，瓣膜活动是否良好，判断瓣膜是否存在功能障碍等。

（张瑞芳　刘海艳　郭海燕　韩正阳）

57.洞察冠心病——心脏彩超开启"心"视角

　　社会越来越发达，高脂肪、高蛋白饮食越来越多，这时候一个危险的"恐怖分子"也悄然潜伏到了我们身边，它就是——冠心病，是指冠状动脉发生粥样硬化引起管腔狭窄或闭塞，导致心肌缺血缺氧或坏死引起的心脏病，也称缺血性心肌病。冠心病主要分为两大类：①急性冠脉综合征，包括不稳定型心绞痛、非ST段抬高心肌梗死和ST段抬高心肌梗死。②慢性心肌缺血综合征，包括稳定型心绞痛、缺血性心肌病和隐匿性冠心病。

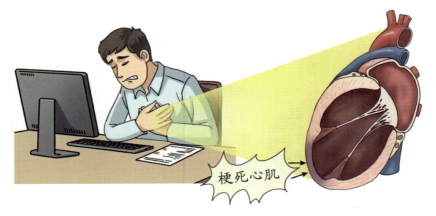

梗死心肌

　　心脏彩超作为一种重要的无创检查手段，为临床医生洞察冠心病提供了独特的"心"视角。心脏彩超可以观察患者的心脏结构、心腔大小和功能，包括心肌的厚度、回声及运动情况，同时

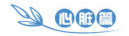

结合心肌声学造影等新技术，还能够评估心肌缺血或梗死区的血流灌注情况。冠心病患者的缺血坏死心肌区域可能出现心肌变薄、心肌运动减弱或消失，甚至局部膨出形成室壁瘤。心脏彩超检查可以敏感地检查出这些异常改变。此外，心脏彩超还能评估患者心脏瓣膜反流情况以及心脏的功能状态。

58. 冠心病是否发生室壁瘤？心脏彩超查一查

　　心肌梗死后一定要警惕室壁瘤来袭！它是冠心病的一种严重并发症，是由于梗死区心肌坏死、纤维化、变薄、扩张，失去收缩能力。在心脏收缩期，正常心肌收缩，而梗死区心肌被动向外膨出，就像一个薄弱的区域被压力"推"出一样，随着时间的推移，逐渐形成室壁瘤。较大的室壁瘤会导致心力衰竭、恶性心律失常，易形成附壁血栓。

　　心脏彩超不仅可以直接观察到室壁瘤的形态、大小和范围，还能准确测量室壁瘤部位心肌的厚度及检测室壁瘤区域的心肌运动异常，这对于评估室壁瘤的严重程度、判断心肌梗死的范围及心脏的功能等具有重要作用。而且，心脏彩超还能通过观察心腔内是否有异常回声来检测附壁血栓是否形成，这对患者的病情评估非常有意义。另外，通过彩色多普勒还可以观察到瘤体内的血流状态，如是否有血流缓慢、涡流等。因此，心脏彩超检查在冠心病室壁瘤的诊断、评估和监测中都非常有必要。

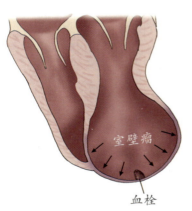

室壁瘤

血栓

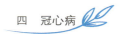

59.心梗后突然出现剧烈胸痛和心脏杂音，是心脏破裂了吗？心脏超声可判断！

　　冠心病心肌梗死后患者突然出现剧烈胸痛和心脏杂音，千万别大意！这是非常严重的情况，心脏破裂是可能原因之一，而心脏超声在判断这种情况中起着关键作用。

　　冠心病心肌梗死患者如果发生心脏破裂，心脏内的血液就会进入心包腔或其他周围组织，刺激周围的神经末梢，引起剧烈胸痛。此外，心脏破裂也会产生心脏杂音，如果是室间隔破裂，左心室的血液会分流到右心室，在心脏收缩期会听到响亮的收缩期杂音；如果是乳头肌或腱索断裂，会导致二尖瓣反流，在心脏收缩期也会听到相应的杂音。

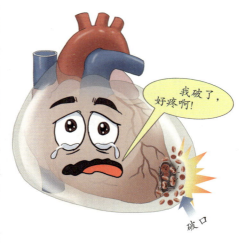

我破了，好疼啊！

破口

　　心肌梗死患者如果突然出现剧烈胸痛和心脏杂音时，心脏超声对于判断是否发生心脏破裂具有不可替代的作用。心脏彩超可以直接观察心包腔内是否有积液或异常团块，判断是否有持续性的血液流入心包腔和心脏压塞表现，辨别是否存在室间隔穿孔、乳头肌或腱索断裂等情况，为临床及时诊断和治疗提供重要依据。

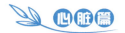

60.警惕心梗后的"致命一击"——乳头肌断裂

乳头肌是心脏内部的重要结构，通过腱索与房室瓣（二尖瓣和三尖瓣）相连，对保证心脏房室瓣的正常开闭起着非常关键的作用。在心脏的收缩期，乳头肌收缩，通过腱索牵拉房室瓣，防止房室瓣在心室收缩时脱垂入心房，从而保证心脏血液单向流动。

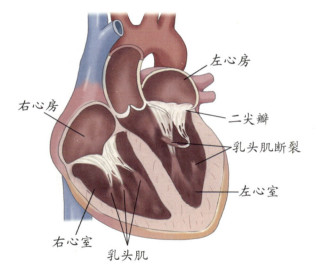

乳头肌断裂是心肌梗死后的一种严重机械并发症，通常会使得与乳头肌相连的二尖瓣瓣叶在收缩期脱垂入左心房内，导致急性二尖瓣关闭不全，引起严重的血流动力学紊乱，使左心房和左心室的压力急剧升高、肺循环淤血，进而导致急性肺水肿。患者会出现呼吸困难、端坐呼吸、咳粉红色泡沫痰等症状，若不及时治疗，病情会迅速恶化，死亡率很高。

心脏超声能够清晰显示乳头肌连续性中断，断端会随着心脏跳动而摆动，同时可观察乳头肌附着的心室壁，若存在心肌梗死，会表现出心肌变薄、运动减弱等特点。此外，乳头肌断裂会影响心脏瓣膜的形态和运动，心脏超声可显示二尖瓣或三尖瓣瓣叶脱垂情况，通过检测反流束的宽度、面积及长度等参数，准确地对瓣膜反流严重程度进行定性和定量评估。当乳头肌断裂患者接受治疗（如手术修复或药物保守治疗）后，超声还能够监测乳头肌的修复情况及病情的变化。因此，对于乳头肌断裂的诊断、病情评估和治疗监测，超声都具有不可替代的作用。

61. "左心声学造影"可以看出来心肌缺血吗？

"左心声学造影"根据用途可分为左室心腔声学造影及心肌声学造影。将微气泡造影剂由外周静脉注入，通过肺循环到达左心，可清晰显示心腔和心内膜。造影剂也可以通过冠状动脉进入心肌内，对心肌运动和心肌灌注进行评价，通过观察微泡充盈心肌的过程来帮助定性或定量地评价心肌微循环灌注，有利于心肌缺血的诊断。

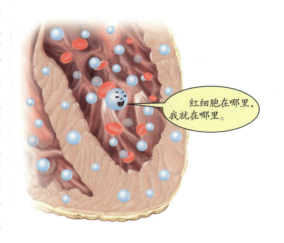

红细胞在哪里，我就在哪里。

红细胞到哪里，左心声学造影剂就到哪里，它就像红细胞的示踪剂，正常情况下通过微循环并均匀分布于心肌组织中，心肌灌注正常的区域因微气泡均匀充盈而表现为回声均匀增强，而心肌缺血区则因微气泡不能正常充盈而表现为回声不均匀或充盈缺损、延迟。

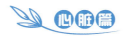

62.小儿冠状动脉超声检查能看出来什么，有什么用？

先天性或后天获得性冠状动脉疾病在儿童心血管疾病中发病率较高，如能及时诊断和治疗，预后通常较好。目前冠脉CTA和冠状动脉造影在成年人冠状动脉疾病诊疗中得到了广泛推广应用，但由于其放射线的损伤和不便反复多次进行随访复查，在儿童冠脉领域受到限制。超声技术以其无创、无辐射、方便等优点成为临床首选。冠脉超声主要用于观察冠状动脉的起源、走行、管壁、管腔以及血液在冠状动脉内的灌注情况，以及测量各节段冠脉血流速度等参数。

冠脉超声能够发现的问题可以分为先天性病变和后天性病变。

（1）冠状动脉先天性病变：起源异常（冠状动脉起源于肺动脉）、走行异常（开口位置异常、心肌桥）、与心脏其他腔室是否有异常交通（存在冠状动脉瘘）等。

（2）冠状动脉后天性病变：在小儿诊疗中主要是辅助诊断川崎病，在对冠状动脉病变诊断和病变严重程度进行评估时，冠状动脉内径是重要的参考指标，如川崎病的诊断和治疗方案与冠状动脉并发症密切相关。

63.小孩持续高热、长皮疹，为什么要做心脏超声？

当孩子出现发热、皮疹、口唇干裂、杨梅舌、眼睛发红等症状，很多家长可能觉得孩子是不是感冒了？医生却经过综合判断将其诊断为"川崎病"。

　　川崎病又称皮肤黏膜淋巴结综合征，1967年由日本川崎富作医生首次报道。川崎病好发于5岁以下儿童，男女发病比例为1.7：1。川崎病的特征是全身炎症反应综合征和全身多系统血管炎。川崎病病因不明，普遍认为是由感染因素触发的急性全身免疫性血管炎，易并发冠状动脉病变。未经有效治疗的川崎病，冠状动脉病变发生率高达25%。患儿可出现像成人"冠心病"一样的临床症状，如胸痛、胸闷、晕厥，甚至猝死，严重威胁着患儿的生命安全。

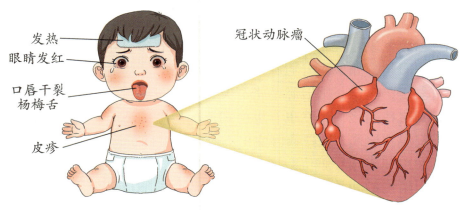

发热
眼睛发红
口唇干裂
杨梅舌
皮疹
冠状动脉瘤

　　川崎病有严格的诊断标准：①发热5天以上，抗生素治疗无效。②眼球结膜充血。③皮疹，多表现为斑丘疹，没有水泡及结痂。④口唇干裂，"杨梅舌"。⑤颈部淋巴结肿大。⑥手足红斑，硬性水肿，恢复期脱皮。以上6条临床表现中出现5条就可以诊断为川崎病，如果仅符合4条加之超声心动图看到冠状动脉扩张也可以诊断。

　　超声表现最常见的是冠状动脉扩张，可呈各种形态，囊状、梭形或管状，甚至瘤状，还可以发现冠状动脉内血栓形成，以及冠状动脉阻塞支对应的心肌运动异常。

　　川崎病为自限性病症，有效治疗后大多数病例于起病3~4周后逐渐康复。定期随诊可观察病情的变化情况，对治疗方案的调整有极大的帮助。建议发病4周内有条件的情况下每周彩超检查1次。4毫米以下的小型冠状动脉瘤在1年以内大部分消失；4~6毫米者有70%的概率在1~2年内恢复正常；8毫米以上大型冠状动脉瘤约半

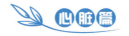

数可能演变成为狭窄性病变，如血管内膜增厚、血栓形成等。

64.川崎病治疗后复查超声，为什么冠脉测量的数值会不一样？

川崎病的心血管并发症较多，一定要及时复查。在川崎病发病1~2周内冠脉扩张的概率较大，要在2周内做一次心脏彩超，患者治疗恢复过程中冠脉内径会逐步恢复正常。治愈出院后1个月复查彩超，如果还有冠脉扩张，在出院后3个月、6个月、1年进行复查，直至心脏冠脉扩张消失、冠脉瘤消失。超声可以动态观察到这些变化，当然也有极个别情况是由于不同的医师测量存在一定误差导致，这种数值变化一般比较小且在一定范围内。

2017年美国心脏协会（American Heart Association，AHA）发表了川崎病的相关指南，提到了超声测量冠脉应该使用Z值。那什么是Z值呢？传统方法是根据冠状动脉内径的实际测量值来评价冠状动脉扩张的程度，往往采用年龄段作为参考值。这一定量方法受诸多因素的影响，为了避免患者身高、体重及体表面积增加对冠状动脉内径的影响，临床上应用体表面积标准化的Z值（Z score）界定川崎病冠状动脉内径的变化。计算Z值推荐使用国家儿童医学中心的小程序。冠状动脉分级的标准如下。

（1）冠状无扩张：Z值<2

（2）冠脉扩张：2≤Z值<2.5

（3）小型冠状动脉瘤：2.5≤Z值<5

（4）中型冠状动脉瘤：5≤Z值<10且动脉瘤内径<8毫米

（5）大的或巨大冠状动脉瘤：Z值≥10且动脉瘤内径≥8毫米

所以，Z值只要在正常范围内，一点小小的变化影响不大，各位家长不需要过度担心。

（田新桥　宋殷祺　张瑞芳　杨灵霄　魏常华）

五　先天性心脏病

65.小儿心脏有杂音，首选彩超检查找原因！

心脏杂音原理很简单！主要是因为心脏内部结构或功能异常导致心腔内出现了异常高速血流，使血流音调明显增高，较响亮的杂音可以传导到胸壁被听诊器听到。这时医生就会告诉家长，去做个彩超看看。作为家长我们需要知道以下几点。

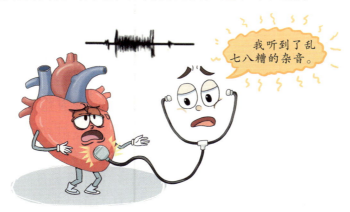

我听到了乱七八糟的杂音。

心脏杂音分为生理性杂音和病理性杂音两类。

（1）生理性杂音可见于健康人，比如近期新生儿存在大声哭闹、情绪激动等情况，就会导致交感神经兴奋性增加，出现心跳增快现象，从而使血流速度加快，出现暂时性心脏杂音表现。

（2）病理性杂音主要为先天性心脏疾病所致，比如室间隔缺损、法洛四联症，或者心包疾病、心脏肿瘤及心腔内血栓、心脏

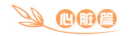

功能异常等。还有一些其他的病因，比如二尖瓣、主动脉瓣发育异常、主动脉缩窄等，在相应的病变部位可以听到杂音。

彩超可以直接看到或者通过血流异常而推断病变部位和病变类型。因此，家长们如果发现自己的孩子有心脏杂音时，不用过度担心，但千万不可放任不管，应该及时完善心脏超声检查来进一步明确其原因！同时也希望家长们在孩子的健康成长过程中能给孩子们安排一次常规心脏超声检查，因为有部分先天性心脏病早期并没有明显杂音和明显临床症状，等身体症状出现时可能已经错过了最佳治疗时间。所以，心脏疾病我们提倡早诊断、早治疗！

66. 头晕头疼的烦"心"事，罪魁祸首可能是卵圆孔未闭

很多人会出现反复头晕头痛，却又找不到原因，其实这可能是心脏上有小缝隙引起的，这个小缝隙叫卵圆孔未闭，头晕头痛和卵圆孔未闭有什么关系，请听我慢慢道来。

卵圆孔是人体心脏左右心房隔膜上的一个小孔，在胎儿期是胎儿发育必需的一个生命通道。大多数人的卵圆孔在出生后1~2年内自行闭合，如果3岁以上还没有闭合就叫作卵圆孔未闭（patent foramen ovale，PFO）。成年人中有20%~25%的卵圆孔不完全闭合。大多数PFO患者无症状，但PFO的存在对健康有潜在危险。

心脏里的卵圆孔怎么会和头晕头痛有关系？这是因为当右心房的压力增加时（比如咳嗽、打喷嚏等），未闭合的卵圆孔就会打开，当人体静脉系统中存在一些栓子（如血栓、空气栓、脂肪栓等）的时候，这些栓子就会通过开放的卵圆孔，直接略过了肺部的过滤，进入动脉循环系统，到达身体器官的各个血管中，若进入颅内，则导致头痛频发，甚至引起脑卒中事件。

67.诊断卵圆孔未闭，为什么要做右心声学造影和/或经食管超声？

　　超声心动图是卵圆孔未闭（PFO）的首选检查，包括经胸超声心动图及经食管超声心动图，它们都能够评价房间隔解剖结构、分流情况。但由于经胸超声心动图扫查会受各种因素如肥胖、肺气过多等影响，很难准确诊断及测量PFO，检查结果可能为假阴性。经食管超声可以清楚观察房间隔解剖结构，直接看到卵圆孔是否裂开，裂开就代表存在PFO。右心声学造影可以明确有无右向左分流，食管超声心动图结合右心声学造影并配合规范的激发试验检查，PFO的检出率可明显提高，是诊断PFO的"金标准"。

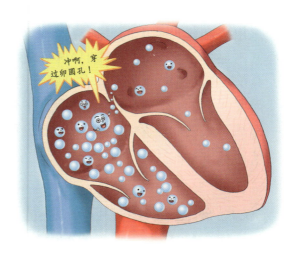

　　当患者经过一系列的检查后，如果明确头晕头痛症状跟PFO有关，已经影响到生活质量，PFO封堵术是一种治疗该病的很好的方法。该方法是在局麻下，一般通过股静脉穿刺，导管经右心房输送封堵器到卵圆孔处并封堵。超声心动图可在术中监测、术后评价治疗效果以及术后随访等方面发挥重要作用。

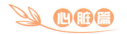

68. 右心声学造影阳性，是不是一定有卵圆孔未闭呢？

首先，告诉大家，答案是不一定！

右心声学造影阳性，提示心内或者肺内存在异常分流。大部分右心声学造影试验阳性是由卵圆孔未闭所致，其他少见的病因还有房间隔缺损、室间隔缺损、肺动静脉畸形等。

同样是右向左分流，肺动静脉瘘和卵圆孔未闭怎么区别？根据左心腔微泡显影时间，在3个心动周期内，呈一过性且与呼吸相关，多来源于卵圆孔未闭；超过6个心动周期以后，微泡量存在延迟出现和延迟消失的"迟滞"现象，和呼吸无关，持续性的左心微泡显影，多考虑为肺动静脉分流、肺动静脉瘘或肝肺综合征，4~6个心动周期间两者皆有可能。

需要注意的是，心动周期原则并不是区分心内和肺内分流的唯一标准，大的肺动静脉瘘左心气泡也可出现得早，具体情况还需要仔细分析。

69. 临床医生没有听到明显心脏杂音，做彩超却发现有房间隔缺损，这是为什么？

房间隔缺损是最常见的先天性心脏病之一，是分隔左、右心房的房间隔先天没有发育好，其上面还残留有一个"洞"。临床医生在给房间隔缺损患者做听诊检查时常常会听到杂音，但也有些病人听不到明显杂音，做心脏彩超却查出有房间隔缺损，这是为什么呢？

首选，我们需要了解房间隔缺损时心脏杂音的产生主要是由于血液循环在房水平存在分流、右心系统血流量增加导致肺动脉瓣口收缩期血流速度增快，以及三尖瓣相对关闭不全等。但有一些房间隔缺损也可以听不到心脏杂音，比如以下几种情况。

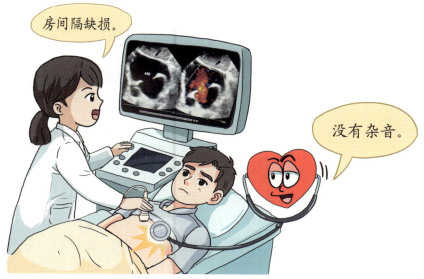

（1）房间隔缺损较小：左心房向右心房的分流量很少，对血流动力学的影响极小，不足以产生明显的湍流，也就不会形成能够被听诊器检测到的心脏杂音。

（2）房间隔缺损位置特殊：如房间隔后部或靠近上、下腔静脉入口处等的缺损，可能会使血液分流的方向和速度发生改变，从而减少了产生湍流的可能性。

（3）合并其他情况：当患者同时存在其他心脏或肺部疾病时，如大量心包积液、肺气肿，可能会掩盖房间隔缺损的杂音。

然而，心脏彩超是临床医生诊断先天性心脏病的首选影像学方法，它能够直观地显示房间隔缺损的位置、大小和形态，以及缺损处的血液分流情况。因此，房间隔缺损无论是否能听到杂音，心脏彩超都能够非常敏感地检查出来，从而可为临床医生及时准确诊断和制订治疗方案提供重要依据。

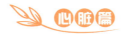

70. 房间隔缺损是选择开刀还是封堵治疗？心脏彩超来帮忙

目前，房间隔缺损的治疗方法主要有外科修补手术（即开刀）和介入封堵治疗两种。对于每个患者具体适合哪种治疗方法，主要取决于房间隔缺损的位置、大小、形态、边缘及是否合并有其他心脏畸形等情况。而心脏彩超被称为"临床医生的眼睛"，能够准确提供上述信息，帮助医生选择合适的治疗方式。

外科修补手术需要在全身麻醉下进行，外科医生会使用心包补片或直接缝合的方法来修补房间隔缺损。当心脏彩超发现以下情况时适合开刀治疗：①房间隔缺损较大（一般>38毫米）时，封堵治疗就会比较困难。②如果房间隔缺损的残端较短（如残端不足4~5毫米）或者边缘组织较软，封堵器就难以牢固地固定在缺损处。③对于一些合并其他心脏结构异常的患者，例如同时存在肺静脉异位引流等复杂畸形，开刀手术可以在修补房间隔缺损的同时对其他畸形进行矫正。

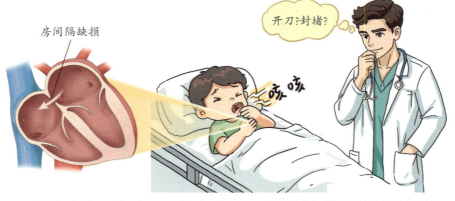

房间隔缺损

开刀?封堵?

咳咳

封堵治疗通常采用局部麻醉，通过穿刺股静脉将导管沿着血管送至心脏的房间隔缺损部位，然后通过导管将封堵器输送到缺损处并打开，使其覆盖在缺损上，从而达到封堵治疗的目的。这种手术方式创伤小，患者术后恢复快，并且没有明显的手术瘢痕。如果心脏彩超显示房间隔缺损的大小合适（直径在5~38毫米之间），而且缺损边缘距离二尖瓣、三尖瓣、冠状静脉窦、右上肺静脉等重要结构有足够的距离（一般>5毫米），可以保证封堵器能够稳定地放置在缺损处，这种情况就比较适合封堵治疗。

71. 室间隔缺损是怎么回事？心脏彩超检查有什么作用？

室间隔缺损是最常见的先天性心脏病之一，是指胎儿在胚胎发育过程中，心室间隔（将左、右心室分隔开的结构）没有完全闭合，还遗留一个异常通道。正常情况下，左、右心室的血液是分开循环的，左心室将富含氧气的血液通过主动脉输送到全身，而右心室则是将含氧量较低的血液通过肺动脉输送到肺部进行氧合。当存在室间隔缺损时，左、右心室之间的压力差会导致血液从左心室（压力高）分流到右心室（压力低）。这种左、右心室间的异常分流会增加肺循环的血流量，小的室间隔缺损可能不会引起明显的症状，有时会自行闭合。但大的缺损随着分流量的增加，会导致右心室和肺动脉的容量负荷过重，长此以往，就会引起肺动脉高压和右心室压力增高。当右心室压力接近或超过左心室压力时，就会出现双向分流或者右向左分流，此时患者会出现紫绀（皮肤和黏膜呈青紫色），被称为"埃森曼格综合征"，这是比较严重的情况。

心脏彩超可以清晰地显示室间隔是否存在缺损以及缺损的位置、大小和形状。例如，医生通过超声图像可以判断缺损是位于膜部、肌部还是其他部位。彩色多普勒可以显示从左心室分流到右心室的异常血流束，并计算出肺动脉压力等重要参数。这对于

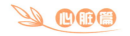

评估室间隔缺损对心脏和循环系统的影响程度非常关键。

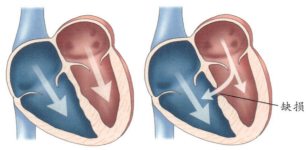

正常心脏　　　　　室间隔缺损

对于已经确诊室间隔缺损的患者，心脏彩超可以作为一种长期监测的手段。如果缺损有逐渐缩小的趋势，可能预示着有自然闭合的可能；反之，如果缺损增大或者血流动力学情况恶化，就需要考虑及时进行手术治疗。在手术后，心脏彩超还可以用来评估手术的效果，查看室间隔是否已经成功修补、是否存在残余分流等情况。

72. 心脏超声提示的室间隔膜部瘤是肿瘤吗？

临床上常有一些室间隔缺损患者，看到自己的心脏彩超报告上提示"室间隔膜部瘤"，心里感到非常害怕，认为自己得了肿瘤。其实，心脏超声报告提示的室间隔膜部瘤并不是真正的肿瘤，它是一种先天性解剖结构上的改变，主要是由于室间隔膜部先天发育比较薄弱，在左、右心室压力差的作用下，薄弱的膜部组织向右室侧膨出形成。室间隔膜部瘤也可能是室间隔缺损自然闭合的结果。它不会像肿瘤一样侵犯周围组织、更不会转移。心脏内房间隔有时候也会出现局部向右房侧膨出，称之为"房间隔膨出瘤"，都是类似的解剖结构改变，并非"肿瘤"。

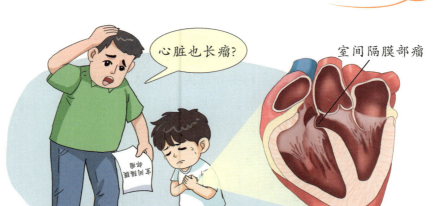

在心脏超声检查中，可以看到室间隔膜部有一个瘤样膨出的结构。这个膨出部分的大小、形态和活动情况都可以通过超声清晰地显示出来。通常，膜部瘤呈囊袋状或漏斗状，瘤壁比较薄，并且可以观察到瘤体的基底部（即与室间隔相连的部分）和瘤体顶端（膨出的最远部分）的情况，如有无破口等。通过彩色多普勒超声，还可以看到血流在瘤体周围以及通过瘤体的情况，判断是否存在分流等异常血流。

73. 动脉导管闭没闭？心脏彩超告诉你

胎儿在妈妈肚子里的时候，有个叫动脉导管的结构，是连着肺动脉和主动脉的一条血管通道，它可是非常重要的！因为胎儿的肺还没开始工作，不能通过呼吸进行气体交换，胎儿主要靠胎盘来获得氧气、吸取各种营养物质。动脉导管能让右心室出来的大部分血液，绕过还没发育好、没扩张的肺，直接流到主动脉，胎儿必须依靠着动脉导管才能保证正常的血液循环，健康地成长发育。

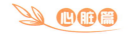

正常情况下，婴儿出生后，随着呼吸的建立，肺循环阻力下降，动脉血氧分压升高，动脉导管会在出生后10~15小时内功能性关闭。随后，在出生后1~3个月内，动脉导管会逐渐完成解剖学上的闭合，形成动脉韧带。如果出生1年后仍未闭合，就称为动脉导管未闭。

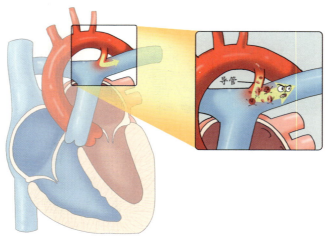

动脉导管未闭

心脏彩超可是判断动脉导管是否关闭的高手，它可以提供很多关键信息，为临床治疗提供依据：①心脏彩超能够清晰地显示动脉导管的形态，如管型、漏斗型或窗型等，还可以测量动脉导管的长度、内径等。②彩色多普勒超声可以观察到一股明亮的、连续性的五彩样的血流信号，从主动脉流向肺动脉。还可以通过速度等推断动脉导管的大小和分流量。③并发症监测，如果动脉导管未闭长期存在，可能会导致肺动脉高压、左心功能衰竭等，心脏彩超可以对这些并发症进行动态监测。

74.动脉导管未闭已经做了封堵手术，为什么还要定期复查心脏彩超？

动脉导管未闭封堵术后医生会叮嘱患者，需要定期去做心脏彩超检查。既然已经做了封堵术，为什么还要定期做心脏彩超检查呢？这可大有讲究，彩超检查的主要目的如下。

（1）观察封堵器的位置和状态：封堵器是在动脉导管未闭手术中用于封堵动脉导管的关键装置，需要在体内发挥长期的封堵作用。心脏彩超可以观察封堵器是否处于正确的位置、封堵器的形态是否正常，周围是否有血栓形成等。一旦有血栓形成，有可能脱落，引起肺栓塞或其他严重的并发症。

（2）评估血流动力学改善情况：在封堵手术成功后，动脉导管的异常分流应该得到纠正。心脏彩超能判断从主动脉到肺动脉的分流是否完全停止，还可以评估心脏各腔室的大小及压力变化情况，尤其是肺动脉压力的下降。

（3）监测残余分流和并发症：有些患者封堵手术后仍有可能存在残余分流，这可能是因为封堵器的尺寸不完全合适、动脉导管的解剖结构较为复杂或者手术操作过程中的一些因素导致的。心脏彩超可以检测到这种微小的残余分流，并且可以通过定期检查观察残余分流的变化情况。

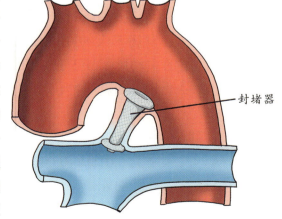

封堵器

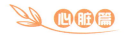

75. 主动脉瓣瓣叶数目有无异常？心脏彩超看一看

正常情况下，我们人类的主动脉瓣有3个瓣叶，也就是呈"三叶式"结构。但是，也有很少一部分人的主动脉瓣叶数目不是3个，即存在瓣叶数目异常。对于瓣膜病变，心脏彩超可以直接、清楚地把主动脉瓣的样子和结构显示出来，能够精准看出瓣叶数量及开闭是否正常。常见的主动脉瓣叶数目异常包括以下几种。

（1）二叶式主动脉瓣：只有2个主动脉瓣叶，是最常见的主动脉瓣叶数目异常情况。在普通人群中，其发病率为1%~2%。这种异常具有一定的家族遗传性，在有家族遗传病史的人群中，发病率可明显升高。二叶式主动脉瓣可能会导致主动脉瓣狭窄或关闭不全，而且感染性心内膜炎的发生风险会增高，从而影响心脏功能。在严重的情况下，二叶式主动脉瓣可能会导致心力衰竭、猝死等严重后果。

（2）单叶式主动脉瓣：只有一个主动脉瓣叶，是一种较为罕见的先天异常，发病率大约在0.02%。由于其结构的特殊性，可能会出现严重的主动脉瓣狭窄或关闭不全，对心脏功能的影响较大。往往在婴幼儿时期就可能出现严重的心脏症状，需要早期诊断和干预。

（3）四叶式主动脉瓣：有四个主动脉瓣叶，属于罕见的先天性心脏病，发病率为0.013%~0.043%。虽然这种情况很少见，但同样会给患者的心脏功能带来潜在风险，如主动脉瓣反流或狭窄等问题。

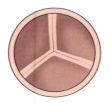

正常三叶瓣

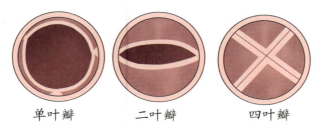

单叶瓣　　　　二叶瓣　　　　四叶瓣

如果心脏彩超检查发现主动脉瓣叶数目异常，医生通常会根据具体情况，结合患者的病史、症状、体征等进行综合判断，并制订相应的科学治疗方案。

76.主动脉瓣二叶瓣畸形是否需要手术治疗？

主动脉瓣二叶瓣畸形是否需要手术治疗，临床医生要综合多方面因素来判断，而心脏彩超在这个决策过程中发挥着关键作用。

（1）评估狭窄程度：心脏彩超可以精确测量主动脉瓣口的面积。正常主动脉瓣口面积为3~4平方厘米。轻度狭窄（瓣口面积>1.5平方厘米）时，患者可能没有明显症状，但如果瓣口面积<1平方厘米，即为重度狭窄，此时患者可能出现呼吸困难、心绞痛、晕厥等症状。重度狭窄往往是考虑手术治疗的重要指标之一。

（2）评估关闭不全程度：通过心脏彩超能够检测主动脉瓣反流的程度。轻度反流时，心脏可能还能够代偿，但如果是中-重度反流，会导致左心室容量负荷过重，引起左心室扩大、心力衰竭。中-重度反流往往需要手术治疗。

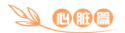

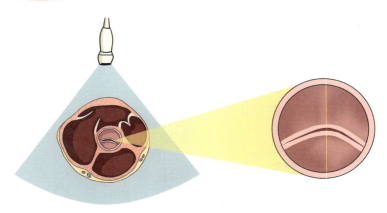

主动脉瓣二叶瓣畸形

（3）评估心脏结构和功能变化：例如，长期的主动脉瓣二叶瓣畸形伴狭窄会使左心室后负荷增加，引起左心室肥厚，甚至出现左心室收缩或舒张功能减退，这也是考虑手术治疗的因素。

（4）并发症的评估：心脏彩超还能够检测是否存在感染性心内膜炎、心律失常等并发症，可能需要手术治疗以去除感染灶、纠正心律失常等。

77.心脏彩超如何诊断肺静脉畸形引流？

肺静脉畸形引流是先天性的心血管畸形，人体里的肺静脉本来应该把血引流到左心房，可胚胎期发育出了问题，有一部分血或者全部血异常地回流到右心房或者体循环静脉系统。这就导致氧合血和非氧合血的混合，引发一连串的病理生理方面变化。做个心脏彩超，大部分肺静脉畸形引流都能给诊断出来。心脏彩超可观察到以下两个方面。

（1）观察心房大小变化：完全性肺静脉畸形引流时，由于所有肺静脉血都回流到右心房，右心房会明显增大。而部分性肺静脉畸形引流，心房大小改变相对较复杂。如果只有一条肺静脉畸形引流，右心房可能仅轻度增大；若多条肺静脉畸形引流，右心房会增大明显。

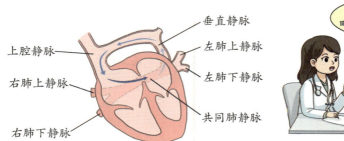

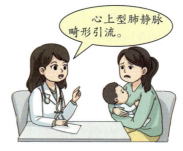

心上型肺静脉畸形引流。

垂直静脉
左肺上静脉
左肺下静脉
共同肺静脉
上腔静脉
右肺上静脉
右肺下静脉

（2）探查肺静脉开口位置异常：正常情况下，四条肺静脉（左、右肺上静脉和左、右肺下静脉）都开口于左心房。在肺静脉畸形引流时，心脏彩超可以发现肺静脉开口位置异常。比如，心上型完全性肺静脉畸形引流患者在心脏彩超检查时，从胸骨上窝切面可以追踪到共同静脉干和垂直静脉的结构，发现肺静脉没有正常开口于左心房。彩色多普勒可以观察到肺静脉的血流方向、速度等都会发生异常改变。

当然，心脏彩超在诊断某些引流量较少的部分型肺静脉畸形引流时也有一定局限性。对于心脏彩超诊断不明确的，计算机断层扫描（CT）血管造影和磁共振成像（MRI）血管造影可以提供更详细、准确的解剖结构信息。

78.缺失的房室间隔——心内膜垫缺损

心内膜垫缺损又称房室间隔缺损，是一种较为复杂的先天性心脏病，主要涉及心脏中心部位的心内膜垫组织发育异常。心内膜垫在正常心脏发育过程中起着关键作用，它参与了房间隔、室间隔的形成以及房室瓣的分隔等多个重要环节。当出现心内膜垫缺损时，会导致房间隔和室间隔在心脏中央部分不能正常分隔，

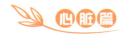

房室瓣也会出现异常，进而引起心房和心室之间的血液分流，严重影响心脏的正常生理功能。

心脏彩超检查能够从多个切面和角度来检查心脏，对这个疾病做出全面评估。

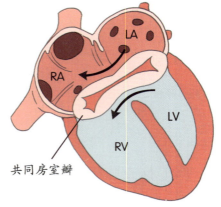

共同房室瓣

完全型心内膜垫缺损

（1）显示房间隔、室间隔缺损及分型：在心内膜垫缺损中，完全型心内膜垫缺损会同时存在房间隔和室间隔的缺损。超声检查可以清晰地看到房间隔下部和室间隔上部的连续性中断。在部分型心内膜垫缺损中，主要是房间隔下部的缺损，超声可以测量其缺损的大小，这对于评估病情的严重程度和后续治疗方案的制订非常重要。

（2）判断房室瓣异常：心内膜垫缺损时，房室瓣通常会出现畸形，如二尖瓣和三尖瓣可能形成一个共同的房室瓣。在超声图像上可以看到房室瓣的瓣叶数量、形态和运动异常。

（3）判断血流分流、反流情况：彩色多普勒血流显像会显示心房和心室之间存在分流的血流信号，以及共同房室瓣关闭不全。

79. 警惕心脏"定时炸弹"——主动脉窦瘤破裂

主动脉窦瘤破裂是一种较少见但非常严重的心血管疾病。主动脉窦是主动脉根部与心脏瓣膜连接部位的结构，正常情况下，主动脉窦能够承受血流的压力。然而，当主动脉窦壁由于先天性缺陷（如中层弹力纤维发育不良）或后天性因素（如感染性心内膜炎、主动脉夹层等导致主动脉窦壁受损）而变得薄弱时，就可能形成主动脉窦瘤。当瘤体压力超过周围组织的承受能力时，就会发生破裂。这种破裂会导致主动脉内的血液大量涌入周围的心腔，引起急剧的血流动力学改变，如不及时治疗，可能危及生命，就像心脏里的"定时炸弹"。

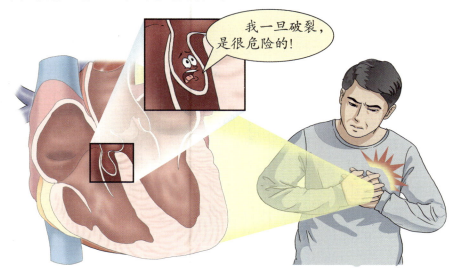

主动脉窦瘤未破裂时一般无症状，窦瘤一旦破裂大多起病急，典型症状多为患者突然感到剧烈胸痛，呈撕裂样或刀割样，突然发作性心悸气促、呼吸困难。心脏听诊时可以听到连续性机器样杂音，会出现周围血管征如毛细血管搏动征等。

心脏彩超是诊断主动脉窦瘤破裂的首选，可以清晰地显示主动脉窦瘤的位置、大小和形态，还可以观察到瘤体与相邻心腔之间的破口，并且能够直观地显示血流从主动脉通过破口进入相邻心腔的过程，同时还可以根据血流信号的范围和亮度来判断分流量的大小。

主动脉窦瘤破裂如果得不到及时有效的治疗，患者的病情会迅速恶化，随时都有生命危险。一旦确诊主动脉窦瘤破裂，应尽早进行手术治疗。

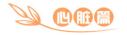

80.解开肺动脉狭窄之谜——心脏彩超来助力

　　肺动脉狭窄是一种常见的先天性心脏病，指肺动脉瓣、肺动脉瓣下（右心室流出道）、肺动脉瓣上（肺动脉主干及其分支）出现狭窄。该畸形占先天性心脏病的8%~10%，男女发病之比约为3∶2，其中2/3合并其他心脏畸形。

　　肺动脉狭窄患者的症状轻重与肺动脉狭窄程度有关。轻度狭窄多无明显症状。重度狭窄者在运动或者活动过程中可能会因为肺部血液供应不足，出现乏力、昏厥、胸痛等症状。

　　心脏彩超是诊断肺动脉狭窄的首选方法，能够清晰地显示肺动脉狭窄的部位、程度和范围，还能观察到右心室的形态和功能变化，可为临床医生制订治疗方案提供重要依据。而且心脏彩超是无创的，操作简便，可以重复检查，便于对患者进行长期随访。

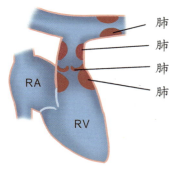

肺动脉分支
肺动脉瓣上
肺动脉瓣
肺动脉瓣下
RA
RV

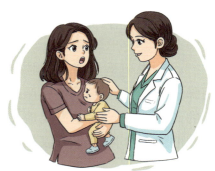

81. 心脏彩超：为肺动脉瓣狭窄介入治疗保驾护航

在先天性心脏病中，肺动脉狭窄可是很常见，其中又以肺动脉瓣狭窄最多，占80%~90%。肺动脉瓣狭窄的介入治疗主要是指经皮球囊肺动脉瓣成形术。这种治疗方法是通过血管穿刺，将球囊导管送到肺动脉瓣狭窄处，然后扩张球囊，使狭窄的肺动脉瓣瓣口扩大，从而改善右心室流出道的梗阻情况，是一种微创的治疗方式，具有创伤小、恢复快等优点。

心脏彩超在肺动脉瓣狭窄介入治疗的各个阶段都起着不可或缺的作用。

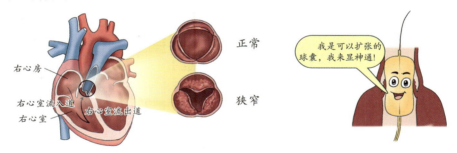

（1）介入治疗前的评估：心脏彩超能够明确肺动脉瓣狭窄的程度和瓣叶形态，包括瓣叶的厚度、活动度及是否存在钙化等情况，这些信息对于判断患者是否适合介入治疗以及选择合适大小的球囊至关重要。心脏彩超还可以准确评估右心室功能和形态，帮助医生更好地预测患者介入治疗后的恢复情况。

（2）在介入治疗手术过程的监测：在行经皮球囊肺动脉瓣成形术过程中，心脏彩超可以实时监测球囊导管的位置，准确引导球囊定位，动态观察球囊扩张过程，及时发现并发症并及时处理，如肺动脉瓣反流、右心室流出道撕裂等。

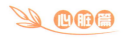

（3）介入治疗后效果评估：介入治疗后，心脏彩超可以再次评估肺动脉瓣的功能和反流情况，判断瓣口是否达到了理想的扩张程度，以及是否存在肺动脉瓣反流及其程度。

82.心脏的异常通路——冠状动脉瘘，心脏彩超怎样诊断？

冠状动脉瘘是指正常起源的冠状动脉和心腔或者其他血管之间有不正常的连接通道。这种冠状动脉瘘一般是先天的，只有少数是后天形成的，占先天性心脏病0.2%~0.4%。正常情况下，冠状动脉主要是给心肌供血的，血液就在封闭的冠状动脉系统里流动。可是，如果有了冠状动脉瘘，一部分血液就会通过那个不正常的通道流到别的心腔或者血管里，这样就会引起冠状动脉缺血，可能出现心绞痛等一系列症状。90%以上的冠状动脉瘘是单支动脉瘘，其中右冠状动脉瘘是最常见的。

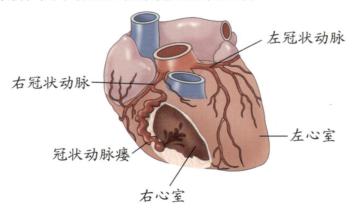

当存在冠状动脉瘘时，受累的冠脉会明显增粗，超声可以检测扩张冠状动脉的内径、走行途径及长度，并可确定冠状动脉与心腔或大血管之间的瘘口部位。彩色多普勒超声可以看到扩张的冠脉内有高速五彩样血流，追踪瘘管走行，可发现异常血流从冠

脉通过瘘口进入相应心腔或血管。如果瘘口较大，超声还可以观察到受累的心腔或血管扩大。同时，超声还可以评估心脏的收缩和舒张功能是否下降。对于一些复杂的冠状动脉瘘，可能还需要结合其他检查方法，如冠状动脉造影等进行综合诊断。

83. 迷路的冠状动脉——冠状动脉异常起源

在先天性心脏病中，心脏结构会出现各种异常，冠状动脉也会迷路。在正常心脏中，左冠状动脉起源于左冠状窦，右冠状动脉起源于右冠状窦。当一支或多支冠状动脉不从其正常部位发出而产生变异，则称为冠状动脉起源异常，是一种罕见的冠状动脉先天性畸形。根据起源位置，冠状动脉异常起源分为主动脉起源异常（左冠状动脉异常起源于右冠状窦）和非主动脉起源异常（如冠状动脉起源于肺动脉）。

冠状动脉异常起源的患者最常见的症状是心绞痛，还可能会出现心肌梗死，长期心肌缺血会导致心力衰竭，但部分患者可能没有明显症状。

心脏彩超不仅可以观察冠状动脉的起源位置、走行路径，而且还能显示冠状动脉内的血流情况，

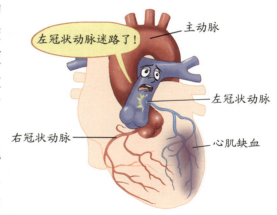

同时还可以评估心脏功能。例如冠状动脉起源于肺动脉时，彩色多普勒可以发现血流从冠状动脉流向肺动脉的异常现象。此外，心脏彩超还能发现冠状动脉异常起源引起的心肌异常运动或心功能异常等。

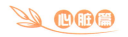

84.先心病封堵术后，总担心封堵器掉下来？医生快帮我看看！

经常听很多患者问，放进心脏的封堵器会不会掉下来？这就是为什么在封堵术中及术后都需要做彩超的原因。具体来说，心脏彩超可以提供以下详细信息来判断封堵器的情况。

（1）封堵器位置：确认封堵器是否位于原定的缺损部位，有没有发生移位。

（2）封堵器形态：观察封堵器的形状是否完整，有无变形或破损的迹象。

（3）封堵效果：评估封堵器是否有效地封闭了缺损、减少了血液的分流。

（4）周围组织反应：检查封堵器周围的心脏组织是否有异常反应，如炎症反应、血栓形成等。

（5）血流情况：通过彩色多普勒技术观察封堵器边缘及周围的血流情况。

如果心脏彩超结果显示封堵器位置正常、形态完整、封堵效果好，并且周围组织反应正常，那么可以认为封堵器是稳固的，没有掉下来的风险。

需要注意的是，即使在手术后一段时间内彩超检查结果正常，也不能完全排除未来封堵器发生移位或脱落的可能性。因此，患者在接受封堵

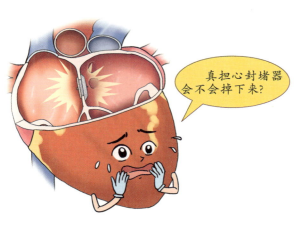

真担心封堵器会不会掉下来？

器手术后应遵医嘱定期复查。此外，如果患者出现任何与封堵器相关的不适症状，如胸痛、呼吸困难、心悸等，应立即就医并告知医生自己的封堵器手术史，以便医生能够迅速评估并采取相应的治疗措施。

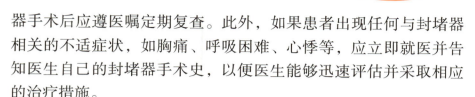

85.宝宝生下来就发紫，先做个心脏彩超看看是不是"法洛四联症"

如果宝宝一生下来，皮肤就呈紫色，那家长可得注意了，宝宝很可能是得了紫绀型的先天性心脏病。咱们的心脏有两套大血管系统在工作，一套是主动脉系统，它连着左心，里面的血是刚从肺里吸足氧的，颜色特别红；另一套是肺动脉系统，它连着右心，里面的血是身体用完氧后流回来的，颜色偏紫红。正常情况下，这两套血管里的血是不来往的。但如果宝宝得了紫绀型心脏病，那就意味着这两套血管之间可能搭上了"桥"，让氧少的血混进了氧多的血管里。

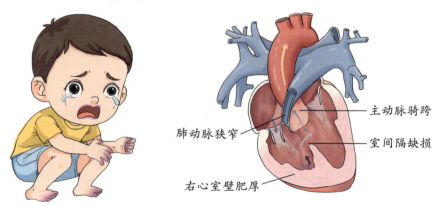

肺动脉狭窄

主动脉骑跨

室间隔缺损

右心室壁肥厚

紫绀型心脏病里，最常见的就是法洛四联症，其实就是心脏同时有四种畸形：室间隔缺损、肺动脉狭窄、主动脉骑跨、右心室肥厚。这些有异常的地方，做个彩超就能看得一清二楚。

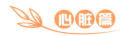

因为肺动脉狭窄，宝宝的右心压力增加，右心的血就会沿着室间隔缺损到左心，宝宝就会出现一系列的症状，比如皮肤发紫，特别是指甲、皮肤、嘴唇这些地方；还会呼吸急促、心悸，宝宝活动的时候可能会突然蹲下来，这样能缓解呼吸困难；严重的时候甚至会突然晕倒。

这个病以后能不能治好，关键看宝宝的肺血管发育得怎么样。如果肺血管发育得好，早点做手术，成功率就高，宝宝就能像正常孩子一样生活。但如果肺血管发育得不好，手术风险就大，预后也会比较差。

86. 心脏彩超诊断三尖瓣下移畸形，下一步该怎么办？

关于三尖瓣下移畸形的治疗，是一种先天性心脏病，它是由于心脏的三尖瓣瓣叶及其附着部位的异常。正常情况下，三尖瓣的瓣叶应该长在瓣环部位，像个门一样开关自如。三尖瓣下移的患者三尖瓣前瓣叶虽然还长在原来的地方，但变得又大又长，膈叶和后叶发育不良，而且向下移位长到了右心室，就像门没装对地方一样。

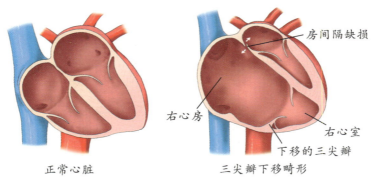

正常心脏　　　　　　　三尖瓣下移畸形

这样会导致三尖瓣关闭不严，就像门漏风一样，进入右心室的血流又返回右心房，右心房变得特别大，右心室缩小，右心里的血流动不畅，使心脏收缩更加吃力。如果不早点治疗，右心功能就会越来越差，最后可能会导致心衰，出现下肢水肿、腹水等这些严重的并发症。

关于三尖瓣下移畸形的治疗，吃药往往效果不好，主要靠手术治疗。如果三尖瓣下移严重需要尽早做手术，把瓣膜修好让它能正常开关，还得让右心房变得小一点，这样心脏才能好好工作，尽快恢复健康。

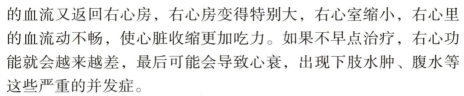

87.好心慌，宝宝大动脉转位了，到底是怎么回事？

大动脉转位是一种少见的、心脏结构特别复杂的先天性心脏病。心脏正常情况下的连接是：左心房—左心室—主动脉，右心房—右心室—肺动脉，左、右心就像两条路，各走各道的路。大动脉转位就像是这两条路走错了，左心室可能连到了肺动脉，右心室可能连到了主动脉，而且常常伴随室间隔缺损、房间隔缺损和动脉导管未闭等畸形。

大动脉转位根据不同解剖特点分为完全型大动脉转位和矫正型大动脉转位。完全型大动脉转位指心房和心室连接一致、心室和大动脉连接不一致；矫正型大动脉转位指心房和心室之间、心室和大动脉之间连接都不一致。完全型大动脉转位存在左右心血流交叉，因此一般患者都有紫绀，相

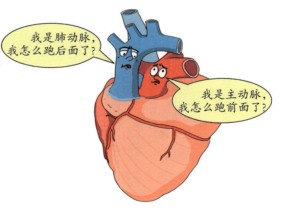

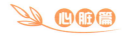

较矫正型大动脉转位症状更重。

多数孕妇在怀孕的时候做胎儿超声心动图就能发现这个问题。如果宝宝真的有大动脉转位，那出生后可能会有很多麻烦，比如皮肤发紫、吃奶费劲、生长迟缓，还特别容易得呼吸道感染，甚至很小就出现心力衰竭。需要根据严重程度或者是否合并畸形决定是否引产，或者出生后手术治疗。

88. 彩超诊断右心室双出口，可以做手术治好吗？

右心室双出口是一种非常复杂的先天性心脏病，是指主动脉和肺动脉都从右心室发出，或者一根从右心室发出，另一根大部分从右心室发出。它一般与多种畸形同时存在，包括主动脉骑跨，房间隔、室间隔缺损，也可以合并大动脉转位。

由于两根大血管都从右心发出，会让宝宝的肺动脉压力变得特别高，右心会变大，右心功能就会下降，甚至血会从右心分流到左心去，这样孩子就会缺氧。所以这些孩子生出来以后，身体发育差，嘴唇、皮肤、指甲紫绀，还特别容易生病，尤其是肺部的感染。

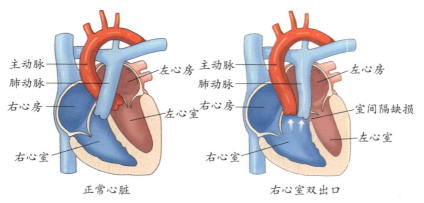

正常心脏　　　　　　　右心室双出口

内科治疗主要就是帮孩子缓解心力衰竭的情况，根治还是需要外科手术。手术越早做越好，但具体什么时候做，还要根据孩子的情况，看孩子的心脏畸形的严重程度，以及身体的综合情况。所以，得找心外科医生好好看看，千万别耽误了治疗。

89.肺动静脉瘘——是肺动静脉之间短路了吗？

肺动静脉瘘作为一种先天性的肺血管畸形，主要是遗传和环境两个因素搞的鬼，特别是遗传因素。肺动静脉瘘是肺里的动脉和静脉有异常连接，也可以理解为短路。这种疾病使肺动脉的低氧含量血混合入肺静脉的高氧含量血里，使患者发生紫绀，也可能让静脉里的"垃圾"（栓子）不经过肺的过滤，就直接跑到动脉系统去，跑到脑子里就可能造成脑梗死，跑到小血管里就可能造成偏头痛或短暂性脑缺血等神经系统问题。

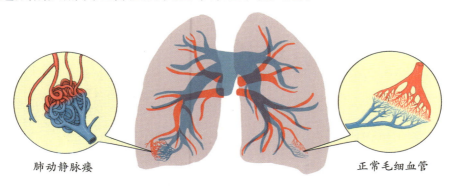

肺动静脉瘘　　　　　　　　　　　　　　　　正常毛细血管

要准确知道是不是肺动静脉瘘，得去医院做肺动脉CT或者肺动脉造影。有些人可能肺里有一点点小的动静脉瘘，这种一般没有大的危害，做发泡实验可能会显示阳性。如果肺动静脉瘘比较大，那就得尽早治疗，可以用介入封堵或者介入栓塞的方法，不用开胸。做了介入手术之后，那些头痛、脑缺血的症状就会好很多，而且还能预防脑梗死，特别对年轻人效果更加明显。

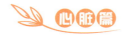

90. 主动脉之殇——主动脉弓缩窄和主动脉弓离断

　　主动脉缩窄和主动脉弓离断是两种不太常见的先天性心脏病，但往往比较严重。大概每100个先天性心脏病患者里，主动脉缩窄的发生率为1%~14%，主动脉弓离断的发生率大概是1%~4%。

　　主动脉弓缩窄，主要是主动脉弓延续到降主动脉的管腔变窄了。如果狭窄的地方在动脉导管近端，叫导管前型，这种类型症状重、发展快。如果狭窄的地方在导管远端，叫导管后型，这种早期可能没有感觉，但慢慢会有高血压的症状，比如头痛、头晕、心悸、气短，还会有下半身缺血的表现，比如腿没劲、发凉。通常量血压会发现：上肢血压高，下肢血压低，但两个上肢之间血压差别不大。

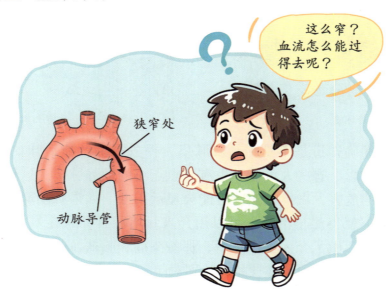

这么窄？血流怎么能过得去呢？

狭窄处

动脉导管

　　主动脉弓离断比缩窄还严重，也就是主动脉弓有中断，中间血流过不去。断开的地方有长有短，有时候两端之间还有点细血管或者动脉导管连接，就像个小桥一样，能够通过少部分血流，但远端血流还是不够用，输送到下肢的血流明显减少，出现下肢缺血发青的表现；头颈和右上肢一般不受影响，左上肢有可能受影响。测量血压通常出现双下肢血压低，甚至双上肢血压也不一致的情况。

　　彩超可以直接看到主动脉弓缩窄的部位和程度，有没有断开，还有没有其他小血管连接。而且，由于窄的地方血流速度快，彩超还能通过测血流速度来判断狭窄程度。当然，彩超还能看出这些问题给心脏带来了什么影响，比如心肌肥厚、左心衰等问题。

（田新桥　张瑞芳　陈　哲　杨灵霄　刘　敏　武丽娜　宋殷祺

刘海艳　贺恬宇　马玉磊）

六 胎儿心脏超声检查

先天性心脏病的三级预防，分别指的是：病因的预防、疾病的筛查和疾病的治疗，具体描述如下。

（1）一级预防：健康备孕。从优生优育的角度来讲，新婚夫妇从备孕期开始，就要口服叶酸、戒烟、戒酒、不要接触X射线和化学毒物，重在减少疾病的发生率。

（2）二级预防：胎儿期及时检查（主要是彩超检查），对先天性心脏病进行筛查，对有复杂严重、无法彻底矫治胎儿的家庭给予优生指导。

（3）三级预防：出生后的诊断治疗。绝大多数孩子治疗远期效果很好，可治性强，治愈率高，70%~80%的患儿术后心脏和正常人差不多，未来的生活、婚姻、生育及工作都不会受到很大影响。

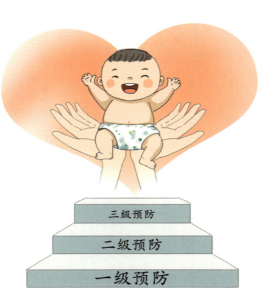

三级预防都做好了，宝宝出现问题的概率就会减少，即便万一发现了问题也可以早点治疗，选择一个对妈妈和宝宝都有益的最佳解决方案！

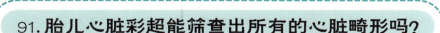

91. 胎儿心脏彩超能筛查出所有的心脏畸形吗？

胎儿心脏超声检查开始于20世纪80年代，近年来检查技术逐渐成熟，可对妊娠3个月以上的大部分胎儿的心脏畸形、心律失常及心功能不全等异常进行诊断。胎儿心脏超声检查目前已成为胎儿检查不可或缺的检查手段。胎儿心脏超声检查对胎儿心脏畸形诊断的敏感度高达95%，准确性达85%以上。

胎儿心脏超声检查可以筛选出大多数的心脏发育异常，尤其是一些预后较差的严重畸形，如心脏外翻、单心室、单腔心、永存动脉干、心室发育不良、大动脉的离断或闭锁、严重的法洛四联症及瓣膜闭锁。

同时，也有一些心脏异常胎儿的心脏超声检查诊断困难，主要是一些轻微的心脏畸形，如卵圆孔未闭、部分房间隔缺损和室间隔缺损、动脉导管未闭、部分肺静脉畸形引流、轻度主动脉狭窄、轻度肺动脉狭窄、轻度主动脉弓缩窄等。

准妈妈们要知道和理解，胎儿心脏的血流动力学有别于成人心脏，有些疾病胎儿时期的确是没办法诊断的。

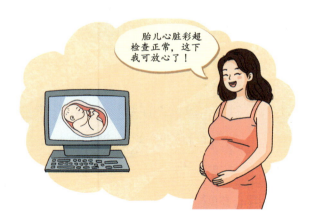

胎儿心脏彩超检查正常，这下我可放心了！

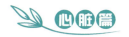

92. 胎儿心脏超声检查多少周做合适？晚孕期还需要进行胎儿心脏超声检查吗？

胎儿心脏超声检查的时间是有严格规定的，这些规定是有科学依据的，如果不在规定的时间进行检查，有可能会造成胎儿心脏疾病的漏诊哦！

国际妇产科超声学会（International Society of Ultrasound in Obstetrics and Gynecology，ISUOG）实用指南推荐心脏超声筛查最佳时机是孕18~22周。我国产前超声指南建议为20~24周，一般在22~27周区间检查者最多，这个时期胎儿心脏结构已经发育完全，胎儿大小适合观察，同时羊水量适中，能够获得较好的胎儿心脏超声图像，因此宝宝的心脏看得最清楚。

晚孕期由于胎儿体积增大、羊水少和骨骼发育，通常胎儿心脏图像不清晰，不常规进行心脏超声检查。但部分胎儿心脏疑诊异常或畸形需要定期复查，如部分瓣膜狭窄、瓣膜反流等。另外部分胎儿心脏异常出现的比较晚，如横纹肌瘤、动脉导管提前关闭、卵圆孔血流受限等，这部分孕妇需要定期随访，晚孕期观察胎儿心脏情况。

准妈妈们一定要按照医生告诉你的时间及时进行胎儿心脏超声检查！

93. 孕妇不注意这些问题，胎儿患"先心病"的概率大大增加！

准妈妈最担心的莫过于宝宝的发育问题，尤其是宝宝的心脏，在胎儿心脏疾病中先天性心脏病的发生率可是比较高的。先天性心脏病的病因非常复杂，可以是遗传因素，也可以是环境因素等复杂关系相互作用的结果，以下因素有可能影响到胎儿发育。

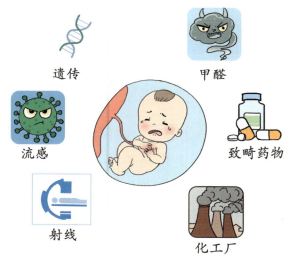

遗传

甲醛

流感

致畸药物

射线

化工厂

（1）遗传因素。近亲结婚是使胎儿畸形，发生先天性心脏病的高危因素。先天性心脏病具有一定程度的家族发病趋势，尤其是染色体异常和单基因遗传病与先天性心脏病的发生密切相关。例如，21-三体综合征（唐氏综合征）的患儿中先天性心脏病的发病率明显增高。亲上加亲有时候可不一定是好事！

（2）环境因素。①微生物感染：妊娠前3个月发生病毒或细菌感染，其中风疹病毒、流感病毒、流行性腮腺炎病毒、柯萨奇病毒、疱疹病毒等是较常见的致畸病毒。感冒也是致病因素之一，孕妇尽量注意保暖别受凉了！②物理化学物质：孕早期接触致畸物质，如放射性物质的过量照射、高温、机械性压迫损伤，或怀孕期间不慎服用了致畸药物、细胞毒性药物及成分不明的中药等。③周围污染环境影响：家里婚房刚刚装修过，一定要多晾晾，让那些有害气体多挥发再入住。周边的生活环境怎么样，有没有化工污染也要多留意。

（3）其他因素。如高原地区、母亲患代谢性疾病、缺氧、高龄产妇等。

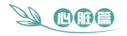

准妈妈们可千万要注意这些危险因素啊！注意预防和避开，给宝宝一个健康的生长环境！

94. 产检胎儿心室强光点，是宝宝心脏有问题吗？

彩超报告经常会报胎儿心室内强回声光点，这个其实是胎儿期超声检查的一项软指标。再简单点说，它是一个超声图像表现，不是一种疾病，更不代表胎儿心脏畸形。心室强光点多数为单发，可见多发；发生部位以左室乳头肌处最常见，多数可随孕期增加而逐渐减弱。

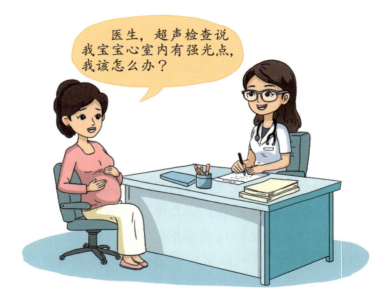

> 医生，超声检查说我宝宝心室内有强光点，我该怎么办？

当孕妈妈遭遇宝宝"心室强光点"时，不必太过担忧。据统计，我国胎儿心室强光点的发生率为2.1%~5.0%，也有报道在0.5%~20.0%，且左心室出现的概率比右心室高。因此对于大部分胎儿而言，单纯心室强光点并无重要的临床意义。

但如果同时存在其他超声软指标（不属于胎儿器官结构性异常，而仅仅是染色体异常的一种体现，其他的软指标还有胎儿颈后透明层厚度增宽、肾盂分离、侧脑室增宽、肠道强回声、四肢长骨短、鼻骨短小等）时，就要警惕染色体异常，需要进一步对胎儿进行更详细的检查！

95. 彩超检查胎儿单心室是什么意思？严重吗？

胎儿单心室是一组少见的复杂先天性心脏病，发病率在新生儿中约为 1 : 6500，约占先天性心脏病的 1.5%。根据《超声产前筛查指南 2022》，单心室是妊娠 $20\sim24^{+6}$ 周筛查的 9 种主要常见严重胎儿结构畸形之一，其余 8 种畸形分别为：无脑畸形、无叶型前脑无裂畸形、严重脑膜脑膨出、严重开放性脊柱裂伴脊髓脊膜膨出、单一大动脉、双肾缺如、严重胸腹壁缺损伴内脏外翻、四肢严重短小的致死性骨发育不良。

单心室指心脏只有一个有功能的主心室腔，同时接受左、右心房或共同心房的血液，多数合并心房、心室和大动脉的连接排列关系异常及其他畸形。根据心室的形态学可分为 3 型：左心室型、右心室型和不确定型。

单心室的严重性在于它会导致新生儿出现严重的缺氧和紫绀症状，部分婴儿可能早期夭折，通常需要在新生儿期进行手术治疗。尽管现代心外科手术对单心室的功能矫治有所进展，但手术风险较高，无法根治，只能缓解症状，孩子需要长期的定期复查和治疗。

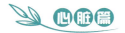

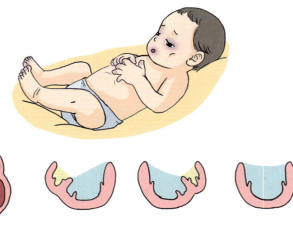

正常心脏　　　左心室型　　　右心室型　　　不确定型

因此，如果彩超检查显示胎儿有单心室，建议终止妊娠。对于已经出生的单心室患儿，应尽早进行心脏超声检查，并在心脏外科接受手术和其他治疗，尽量改善生活质量。

96.胎儿心包积液怎么办？

正常人心包腔含少量液体，为脏层心包的渗出液，类似于血浆的超滤液，起润滑作用。心包腔内液体量增多，即称为心包积液。若超声检查发现胎儿心包积液深度>2毫米，应对胎儿进行详细的超声检查，如果没有其他异常发现，可暂不处理，建议定期每隔2周复查一次，了解心包积液的变化及是否出现其他浆膜腔积液、合并畸形情况等。积液常可自行消失。

心包积液胎儿的预后主要取决于是否合并胎儿水肿、畸形，以及是否有感染、遗传异常等情况，并不受心包积液量的影响。当合并这些情况时，往往预后较差。胎儿孤立性心包积液通常预后较好。所以胎儿心包积液预后还要综合看胎儿其他部位的发育情况。

97.宝宝心律失常早知道，胎儿心脏超声检查少不了

　　胎儿也会出现心律失常！胎儿心律失常发病率为1%~2%，包括心动过速、心动过缓、心律异常等。胎儿心脏超声检查是诊断及定期随访胎儿心律失常的首选方法，尤其适用于母体自身抗体阳性胎儿及复杂性心律失常胎儿的诊断及随访。

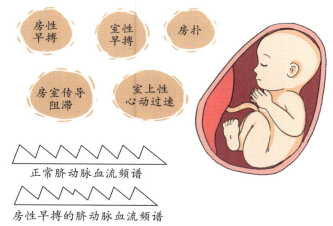

正常脐动脉血流频谱

房性早搏的脐动脉血流频谱

　　对胎儿心律失常的诊断主要是靠彩超而不是心电图哦！主要通过二维超声、M型超声及多普勒超声图像，分析心房收缩、心室收缩及二者相互的关系。可诊断的心律失常包括房性早搏、室性早搏、房室传导阻滞、室上性心动过速、室性心动过速、房颤及房扑等。

98.什么是胎儿三尖瓣反流？

　　三尖瓣反流在产检超声检查中是较为常见的现象之一，其常

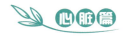

见于正常胎儿，也可见于异常胎儿，分为生理性三尖瓣反流和病理性三尖瓣反流。

生理性三尖瓣反流通常为轻度，反流量少，常为孤立性表现，无畸形和其他病理因素存在，对胎儿或婴儿健康不产生任何影响。这种情况在孕中期相当常见，大多数在孕晚期消失，孕妈妈们不必担心，建议随访观察。

病理性三尖瓣反流多为中、重度，主要原因有胎儿心脏结构性异常（如三尖瓣发育异常、肺动脉闭锁、法洛四联症、主动脉缩窄、左心发育不良综合征等）和非心脏结构异常疾病（如胎儿贫血、Galen静脉瘤、双胎输血综合征的受体胎儿、胎儿心律失常、心肌功能受损及染色体异常等）。

这类胎儿的预后主要取决于是心脏病变或非心脏基础病变，应及时进行产前遗传咨询及进一步的心脏专科咨询。

99. 胎儿全心扩大，怎么回事？

胎儿全心扩大可是比较严重的，可以是由多种疾病引发，也可存在于多种疾病中。比如胎儿贫血、心肌炎、扩张型心肌病和肥厚型心肌病、心肌收缩力降低（可能由于心肌紊乱、贮积病、酶缺陷病或病毒感染等原因引起）、心脏结构异常（如心室流出道梗阻、房室瓣膜反流、心内膜垫缺损、瓣膜发育不良、瓣膜狭窄或闭锁）、完全性房室传导阻滞、容量超负荷（双输血综合征的受血儿、糖尿病患者的胎儿、畸胎瘤、Galen静脉瘤、绒毛膜血管瘤）、心包积液等。胎儿心脏显著扩大也可出现在重度的宫内生长受限、骨骼发育不良，以及由于肾功能异常导致的羊水过少。

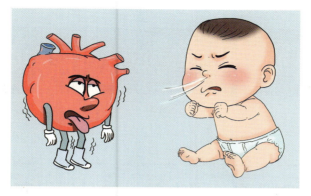

　　这些复杂的病因都需要通过专业的胎儿超声检查进行诊断和确认，建议咨询专业医生或心脏超声专家进行详细检查和评估。

（张瑞芳　郭玮涛　武丽娜）

100. 心脏为什么长血栓，常见原因有哪些？

　　彩超报告有时候会诊断左心室或者左心房长了血栓，血栓是人体内血液发生凝固或血液中某些成分凝集形成的固体质块。血栓由血小板、红细胞、白细胞、纤维蛋白等多种成分组成，可以长在血管里，也可以出现在心腔内。血栓形成的原因主要有以下几点。

　　（1）血管壁损伤：血管壁完整性一旦破坏，比如动脉粥样硬化斑块破裂、血管内膜炎症等，会导致血管壁暴露内皮下组织，激活血小板和凝血系统，引发血栓。

　　（2）血液凝固性增加：有些疾病或状态会导致血液黏稠、凝固性增加，如高脂血症、血小板数量异常等，会增加血小板聚集和凝血因子活化的风险，也会促进血栓形成。

　　（3）血流速度缓慢：血管狭窄或闭塞、长期卧床或缺乏运动的患者也容易出现血液流动速度减慢，为血栓形成提供有利条件。

　　血栓又为什么会长在心腔里呢？①心律失常：如房颤、房扑等疾病会导致心脏血液流动的性质出现明显改变，如涡流等，易导致红细胞和血小板等过多聚集在心脏内，形成血栓。②心脏瓣膜疾病：如二尖瓣狭窄，会导致左心房内血流排出不畅，左心房增大，左心房内血流淤滞，易发生左心房血栓。③室壁运动异常：心肌梗死时如果出现室壁瘤，局部心肌丧失了收缩力，血流易在室壁瘤内淤滞、形成血栓。

心脏长了血栓要积极行抗凝治疗，同时要做心脏彩超观察治疗效果，看看血栓治疗后的变化以及是否消失。

101. 心脏长了肿瘤，一定是原发性心脏肿瘤吗？

彩超检查是心脏肿瘤的首选检查方法，可以看到肿瘤的大小、形状、发生部位，以及有没有堵塞瓣口、血管或者压迫其他重要结构，彩超还可以初步判断肿瘤的良恶性，给出很重要的诊断信息。咱们就一起来看看心脏肿瘤的主要种类吧。

（1）原发性心脏肿瘤

1）良性肿瘤。虽然是良性，但是体积较大时可以堵塞大血管、瓣口或者发生破裂，导致严重后果。一旦瘤体破裂或脱落可以造成脑梗死或动脉栓塞，甚至死亡。常见的有以下几种。

黏液瘤占所有良性心脏肿瘤的30%~50%，顾名思义瘤体内含有柔软黏液胶冻样物，质地松软，形态多变，左心房多见，瘤体常附着于房间隔卵圆窝处。极少数黏液瘤可以发生恶变，变成黏液肉瘤。

横纹肌瘤多见于婴儿和儿童，约78%在1岁内发病。横纹肌瘤多发生在左、右心室，90%为多发性，大小不等，主要由蛛状细胞构成。30%~50%的患者伴有结节性硬化，除心脏表现外，还可并发色素脱失斑、面部血管纤维瘤、癫痫、智力障碍、肾血管平滑肌脂肪瘤等多系统表现。

纤维瘤主要见于10岁以下的儿童，通常发生在婴幼儿和儿童。几乎都发生于心室肌，瘤体呈单个结节状、类圆形，由大量胶原纤维构成。

弹力纤维瘤常发生于心脏瓣膜，尤其是主动脉瓣和二尖瓣，

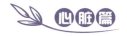

以中老年人多见，无明显性别差异。瘤体由乳头结构和弹力纤维组成，细胞形态较为温和。

脂肪瘤多见于20~70岁男性，常见部位是左心室、右心房和房间隔，偶尔可发生于二尖瓣或三尖瓣。其主要由成熟的脂肪细胞组成。

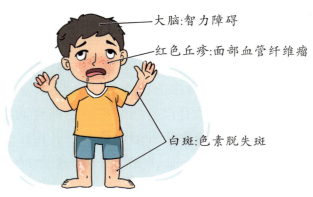

大脑:智力障碍

红色丘疹:面部血管纤维瘤

白斑:色素脱失斑

结节性硬化——心脏横纹肌瘤

2）恶性心脏肿瘤。占原发性心脏肿瘤的四分之一，常见的有血管肉瘤、横纹肌肉瘤、恶性淋巴瘤等。这些肿瘤可以在心脏的任何地方安营扎寨。而且，这些肿瘤生长的速度通常很快，它们会迅速侵占心肌和周围的组织，堵塞心腔内血流，引起急性心衰等。如果侵犯了心包，可能会引起血性心包积液，严重时甚至会导致心脏压塞，危及生命。

（2）继发性心脏肿瘤

肺部、气管、乳腺和纵隔肿瘤这些胸部的"邻居"，往往会转移到心包，淋巴瘤、白血病和多发性骨髓瘤这些疾病则喜欢侵犯心肌。心脏恶性肿瘤不仅破坏力强，而且一旦出现，往往预示着病情已经到了晚期，治疗起来非常困难，预后不佳。

102. "左心声学造影" 可以鉴别心脏内的肿瘤和血栓吗？

左心声学造影在分辨心腔里的肿瘤和血栓这件事上，有着特别重要的临床价值。左心声学造影是指往静脉里打超声造影剂，造影剂可以随血管到达全身各部位。通过造影可以让心腔和心肌的对比更明显，心内膜的边界更清楚，肿瘤里的微血管也可以探测清楚，医生就能更准确地判断心腔里那些占位到底是不是血栓。

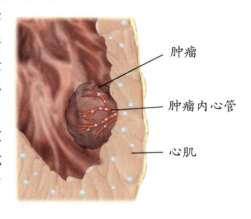

血栓的内部没有血管，所以造影剂根本进不去。在超声造影条件下，血栓里面没有造影剂的回声，显示的图像就是"黑黑的"一个团块。肿瘤可就不一样啦，肿瘤里面有血管，造影剂可以随血流进如到肿瘤内部，所以可以看到有血管的地方回声就增强，轻轻松松做出判断。通过左心超声造影对血栓和肿瘤进行鉴别，这种方法可以说简单又准确，给临床治疗提供了极大的帮助。

103. 心脏彩超能不能判断心脏肿瘤的良恶性？

心脏彩超能通过心脏肿瘤在超声下的影像特征，初步判断出这个肿瘤是良性还是恶性的倾向。良性的肿瘤多数形态较规则，

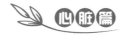

肿瘤内部血流较少，而恶性多数形态很不规则，甚至边界都看不清，肿瘤内部血流多。

良恶性心脏肿瘤超声造影的灌注表现也有不同，通过左心造影可以观察肿瘤内的微血管情况，进一步对造影的参数进行量化分析。恶性肿瘤一般都有比较多的新生血管，造影之后就会增强显著，造影剂减退也比较快。但是良性肿瘤，比如说黏液瘤，血供比较差，造影的时候就会表现出轻度增强。瘤体超声造影的表现还与人体内部分免疫组化指标相关，在一定程度上能够反映出肿瘤的增殖活性和浸润性。左心造影可以帮助鉴别心脏肿瘤的良恶性，指导临床做出决策以及判断预后情况。

虽然超声心动图在判断心脏肿瘤良恶性方面很有价值，但也还是会受到一些因素影响。例如声窗差、位置较深以及肿瘤较小等，都会给超声判断肿瘤良恶性带来一定困难。而且有些时候良性肿瘤和恶性肿瘤在超声心动图上的表现也会相似，这个时候还需要结合其他影像学检查共同明确诊断。

104. 超声如何定量"心包积液"？

心包就像是心脏外面的一个双层保护袋，它紧紧包裹着我们的心脏，贴近心肌表面的内层叫"脏层心包"，外层叫"壁层心包"，二者之间的潜在密闭腔隙称为"心包腔"，正常心包腔内有少量液体（15~20毫升），起到润滑作用。心包不仅帮助固定心脏的位置，还能起到一个缓冲的作用，就像是给心脏装了一个减震器。而且，心包还有一个很重要的功能，那就是它能像盾牌一样，阻止胸腔里的感染扩散到我们的心脏，使我们的心脏免受伤害。

导致心包积液的原因有很多，比如病毒感染、细菌感染、结核菌感染等感染性因素，还有像肿瘤、风湿病、心脏受伤、内分泌代谢异常、药物过敏这些非感染性因素。

如果心包积液量较少，患者可能没有感觉；如果积液越来越多，就会出现呼吸困难、闷气。大量心包积液称之为心脏压塞，这时候就非常危险，患者甚至会导致血压下降、休克等严重并发症。

心脏彩超检查能清楚地看到心包腔里有没有液体，还能测量出液体的多少。如果超声检测心包腔的液体深度为0.5~1.0厘米，那就是少量积液（50~200毫升）；如果深度为1~2厘米，就是中等量积液（200~500毫升）；如果深度>2厘米，那就是大量积液（>500毫升）。中到大量心包积液一般需要把积液引流出来，医生可能会建议做心包穿刺引流术。这个手术也是在超声的监测下做的，能实时看到穿刺针和引流管的位置，就像给手术装了个导航，大大能减少手术的风险。

105. 心脏背上重重的壳——缩窄性心包炎

心包的炎症急性期往往表现为不同程度的心包积液，当某些特殊的炎症演变为慢性炎症时，心包就可能会增厚、粘连，甚至钙化，有部分就会形成缩窄性心包炎。就像心脏外面穿了一层厚厚的盔甲，它会限制心脏的舒张和收缩，影响血液回流，进而引发一系列的严重问题。

缩窄性心包炎的病因有很多，比如结核性心包炎、化脓性心包炎，还有创伤性心包炎等，这些疾病如果没有得到及时的治疗，可能会慢慢发展成缩窄性心包炎。患者往往有明显的呼吸困难，全身乏力，腹胀、腹水，甚至双下肢水肿。

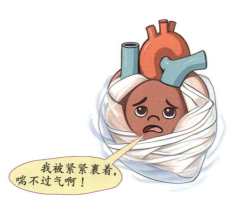

我被紧紧裹着，喘不过气啊！

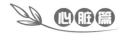

这些都是因为心脏的舒张受限，导致体循环和肺循环淤血造成的心力衰竭。

　　心脏彩超能够观察心包的厚度、缩窄的范围，以及心脏功能受影响的严重程度。对于可能导致缩窄性心包炎的病因，要积极预防和治疗。如果得了缩窄性心包炎，心包切除术是治疗这个疾病的根本方法，医生会切除那些增厚、钙化的心包，让心脏重新获得自由，恢复正常的功能。

（张瑞芳　郭海燕　余毓楠）

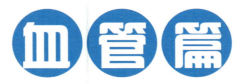

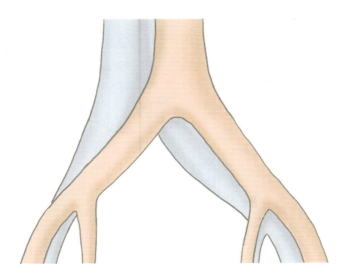

八　血管超声总论

106. 你了解血管超声吗?

在各种医学检查手段中,超声是一项非常特别的工具,能让医生无创地"窥探"我们身体的内部,今天我们要聊的就是其中一种超声检查——血管超声。

血管超声是一种利用声波"看"血管的检查工具。它就像一个没有声音的"侦探",能帮助医生观察你体内的血管状态,比如血管形状、血液流动的情况等。血管超声能通过多普勒效应(简单理解为"听"血流的声音)来判断血液流动的方向和速度,进而发现问题。这种检查对于颈部和四肢的血管疾病,特别是对于早期发现和治疗,是非常有效的。

为什么血管超声是你值得信赖的选择?有以下几点原因:①无创伤,轻松检查。与传统的血管造影不同,血管超声无需在体内插入任何导管,只要医生用超声探头轻轻在你的皮肤上滑动,就能查看血管的情况。这意味着不需要忍受痛苦,也没有风险。②实时监测,快速发现问题。在检查的过程中,医生能实时看到血管的情况,比如血流是否顺畅、有没有血管堵塞或血栓。③精度高,帮你看清血管病变细节。现代的血管超声能看到血管壁的厚度,是否有斑块,甚至斑块的形态、大小和成分等信息。

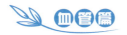

107.什么样的人群需要血管超声检查？需要准备什么？

血管超声适合以下几类人群。

（1）中老年人：年龄增长，血管容易变硬、变窄，导致血液流动受阻。

（2）患有慢性病的人：高血压、高血脂、糖尿病等问题，这些都会增加血管疾病的风险。

（3）生活习惯不健康的人：长期吸烟、酗酒等不良习惯会损害血管，增加疾病风险。

（4）有不适症状的人：如果你经常感到头晕、头痛，或四肢麻木无力，这些可能是血管疾病的预警信号。

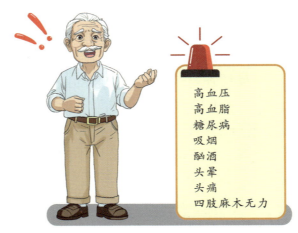

血管超声检查非常简单，一般不需要特殊准备，但有几件小事需要注意：①穿较宽松的衣服，方便检查。②如果要查颈部血管，记得摘下项链等饰品。③检查时放松身体，配合医生的操作。医生可能会要求你调整姿势或做一些简单的动作，这些都是为了获得更准确的检查结果。

总之，血管超声是一种安全、便捷、准确的检查方法，让我们有机会更早发现血管问题并及时处理。如果你属于高风险人群，或者有上述症状，尽快做个血管超声检查，让医生帮你保护好这条"生命线"！

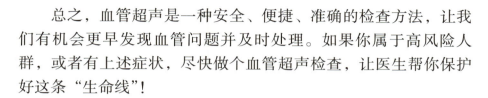

108. 动脉硬化斑块是什么？为什么会得这个病？

动脉硬化斑块是现在很多人面临的健康问题之一。它究竟是什么？怎么就出现在我们的血管里呢？让我们用简单易懂的方式来解释这个常见但危险的现象。

健康的动脉血管就像一条光滑的高速公路，血液可以毫无阻碍地"行驶"到身体各个地方。然而，动脉硬化斑块就像在这条路上堆积起来的"泥土石块"，慢慢堵塞这条原本通畅的道路。这些"泥土石块"其实就是在血管壁上堆积的脂质（脂肪物质）、纤维组织、肌肉细胞和炎症细胞等。当这些物质不断堆积，血管就变得又厚又硬，不再像以前那样富有弹性，血流也不再顺畅。

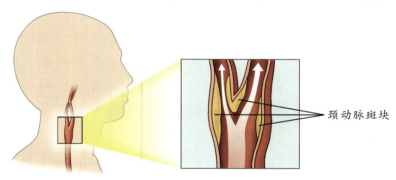

颈动脉斑块

动脉硬化斑块的形成有很多原因，主要可以归结为以下几个方面。

（1）不良的生活习惯：日常生活中的一些坏习惯是动脉硬化的"罪魁祸首"。比如，吃太多油腻、高脂肪的食物，血液中的

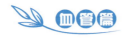

胆固醇和甘油三酯水平就会上升，过多的脂肪开始在血管壁上堆积，时间长了就形成了斑块。此外，缺乏运动导致身体无法有效消耗掉脂肪，结果就是这些脂肪堆积在血管中。香烟中的尼古丁会损伤血管内壁，使脂质更容易进入并附着在血管壁上。

（2）慢性疾病的影响：比如高血压、高血脂、糖尿病。高血压会让血管长期处在高压状态，血管内壁受损，给斑块的形成提供了温床。高血脂患者血液中的脂肪含量很高，堆积在血管壁上形成斑块。而糖尿病患者因为长期血糖过高，血管功能会受损，斑块形成的速度也会加快。

（3）年龄增长：随着年龄的增长，血管也像身体的其他部分一样逐渐"老化"。血管壁不再像年轻时那样柔软，逐渐变得硬化，容易形成斑块。这也是为什么中老年人患动脉硬化的风险更高的原因。

109. 动脉硬化斑块有什么危害？如何预防？

斑块的形成是一个渐进的过程，刚开始时，可能没有任何不适症状。但随着时间推移，斑块逐渐增大，血管变得越来越窄，最终可能导致血液流动受阻。你可能会出现头晕、胸闷、肢体麻木等症状。更严重的是，如果斑块突然破裂，可能会导致心肌梗死或脑卒中，这些都是危及生命的严重后果。

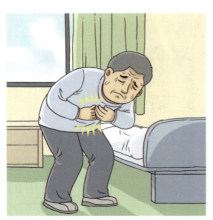

预防斑块的形成并不复杂，关键是保持健康的生活方式。

（1）合理饮食：减少摄入高盐、高油、高糖食物，增加蔬菜、水果和粗粮的比例。

（2）适量运动：坚持每天的适度锻炼，帮助身体消耗多余的脂肪。

（3）戒烟限酒：远离香烟，减少酒精摄入，减少对血管的损伤。

（4）定期检查：如果你有高血压、高血脂、糖尿病等慢性疾病，控制好这些疾病，定期进行体检，及时发现斑块问题。

动脉硬化斑块虽然可怕，但通过良好的生活习惯和定期体检，我们完全可以早期发现并处理，保护好我们的血管健康，不要等到问题严重了才后悔！

110.血管超声造影——让血管病变原形毕露

简单来说，血管超声造影是一种通过静脉注射超声造影剂——含有微气泡的特殊药物来增强超声成像效果的技术。这些微气泡直径仅几微米，比血液中的红细胞还小，能够顺利通过人体的微循环系统。利用这些微气泡在超声波作用下产生的振动反射出比普通组织更强的超声信号，超声设备可以更清晰地捕捉到血管和血流的图像。

为什么需要使用超声造影剂？常规的血管超声虽然能够显示血管的基本结构和血流情况，但在一些细微病变或者深部血管的检查中，可能无法提供足够清晰的图像。这时候，超声造影剂的引入可以显著提高图像的对比度，使得细小的病变和微血流也能清楚显示出来。

血管超声造影在临床上有广泛的应用，主要应用于以下几个方面。

（1）动脉粥样硬化斑块的评估。对于早期、微小的斑块或复杂的病变，血管超声造影能够更好地展示斑块的形态，还可以显示斑块内部的新生血管，帮助判断斑块的稳定性。

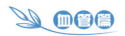

（2）肿瘤血供评估。多数肿瘤会通过新生血管供给营养，血管超声造影可以更清晰地显示肿瘤区域的血供情况，帮助医生判断肿瘤的性质及其与周围组织的关系。

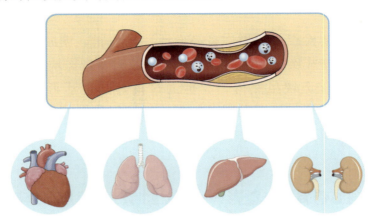

（3）腹部动脉狭窄。常规超声难以清晰显示深部动脉如肾动脉的情况，血管超声造影能够更好地显示肾动脉狭窄的程度和位置。

（4）下肢动脉疾病。对于下肢动脉硬化闭塞症患者，血管超声造影能够清晰显示下肢动脉的狭窄或闭塞位置，帮助制订血运重建手术的计划。

（5）肝硬化和门静脉高压。在肝硬化患者中，通过超声造影协助评估门静脉血流动力学的变化及门静脉高压程度。

超声造影剂主要成分是包含惰性气体的微气泡，它在进入人体后会很快随着呼吸被排出体外，具有较高安全性。与放射性检查相比，血管超声造影无辐射，也无须使用含碘对比剂，减少了肾脏负担。因此，血管超声造影尤其适合需要频繁随访或对对比剂敏感的患者。

111. 斑块稳定不稳定，超声能判断吗？

在预防和治疗心血管疾病中，动脉硬化斑块的稳定性是个关键因素。首先我们一起来看看什么是稳定斑块和不稳定斑块。

稳定斑块通常是表面光滑、形态规则、内部结构均匀的斑块，常伴有钙化。它们比较牢固，不容易破裂，发生急性心梗或脑卒中的风险相对较低。

不稳定斑块则正好相反。它们的形态不规则，表面可能出现溃疡或破裂，内部结构松散，包含大量脂质（脂肪）核心，纤维组织少。这种斑块一旦破裂，会引发血小板聚集，形成血栓，堵塞血管，导致严重的心脏病或中风。

血管超声能够提供很多关于斑块的信息，帮助医生判断其稳定性。

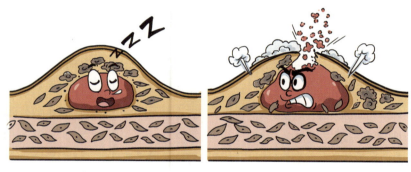

稳定斑块　　　　　　　不稳定斑块

（1）斑块的形态特征。如果斑块表面光滑、边缘整齐，多为稳定斑块。如果表面粗糙、不规则，可能有溃疡或分叶状结构，则提示斑块不稳定。此外，稳定斑块通常为强回声或等回声，代表其内部以纤维组织为主，结构较硬。而不稳定斑块则多为低回声或混合回声，显示斑块内含有更多软脂质核心，容易破裂。

（2）血管腔狭窄程度。斑块是否严重阻塞血流也是判断其稳定性的重要线索。如果斑块仅轻微狭窄，且进展缓慢，通常较为稳定。但如果短时间内狭窄加重，甚至完全堵塞血管，则可能是不稳定斑块破裂导致血栓形成。

对一些位置较深的血管，超声检查可能难以获得清晰图像。为了更准确地评估斑块的稳定性，医生通常会综合使用其他影像学和检验诊断工具，共同评估斑块的稳定性。

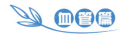

112.如果彩超发现有斑块，还需要做其他检查吗？

并非所有斑块都会立即对健康造成威胁。根据斑块的类型及位置，它可能表现为稳定斑块或者不稳定斑块。彩超虽然能够较好地显示斑块的位置、大小和对血流的影响，但它无法完全判断斑块的组成和稳定性以及对全身的潜在风险。因此，医生有时会建议患者做进一步的检查，其必要程度取决于多个因素。

（1）斑块的大小和位置：如果斑块较大，且位于关键的供血动脉（如颈动脉、冠状动脉、下肢动脉等），可能对重要器官的血供造成威胁。

（2）血流受阻的程度：如果斑块引起了明显的血流减弱或湍流，则需要高度关注。

（3）个人的危险因素：如高血压、高胆固醇、糖尿病、吸烟史或家族心血管疾病史。这些因素会增加斑块破裂的风险，建议进行更深入的评估。

进一步检查包括以下几种。

（1）CT血管造影（CTA）：通过注射对比剂并结合CT扫描，可以更清晰地显示血管内部的细节，特别是对深部血管（如冠状动脉、肾动脉等）的成像效果更好。

（2）磁共振血管造影（MRA）：可以有效显示大脑、心脏和四肢的血管情况，适用于长期需要随访的患者或对对比剂过敏的患者。

（3）血液检查：有助于评估患者的血脂水平以及炎症指标。这些指标能反映体内动脉硬化的风险，帮助医生判断是否需要更积极的干预措施。

如果彩超发现斑块，医生还会根据具体情况提出以下建议。

（1）生活方式干预：包括戒烟、低盐低脂饮食、规律运动。

（2）药物治疗：可能会开具他汀类药物来控制胆固醇水平，或使用抗血小板药物（如阿司匹林）预防血栓形成。

（3）定期对斑块进行随访，预防并发症的发生。

113.动脉瘤是肿瘤吗？真假动脉瘤怎么区分？

"医生，我得了动脉瘤，这是良性还是恶性啊？""医生，报告上说我得了假性动脉瘤，肿瘤怎么还分真假呀？"

动脉瘤并不是一种实性肿瘤，而是发生在动脉的扩张性病变，就像是在血管上吹起了一个气球。动脉瘤是由于各种因素导致血管壁结构发生了病变，血管壁变得薄弱，在血流的冲击下，动脉局部形成了一个突出在血管壁上的"膨大"。

真性动脉瘤是指动脉壁的局部扩张，所有血管壁层（内膜、中膜和外膜）均参与扩张。引起真性动脉瘤的常见原因包括动脉粥样硬化、高血压、创伤、先天性缺陷等。

假性动脉瘤是指动脉壁部分或全部破裂，导致血液从破口处流出并在动脉壁外形成包裹血液的血肿。假性动脉瘤多由创伤、手术操作、穿刺、感染等导致。

由于动脉瘤发生的部位不同，症状也不尽相同。发生在颅脑的真性动脉瘤可能会有神经压迫的症状；发生在体表的真、假性动脉瘤可能会出现体表的搏动性肿块。如果动脉瘤较小，可能没有临床症状。

超声是初步筛查动脉瘤的有效工具，尤其在腹主动脉瘤、颈动脉瘤以及四肢动脉瘤的检查中应用广泛。并且，其能够帮助诊断与区分真性动脉瘤和假性动脉瘤。

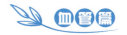

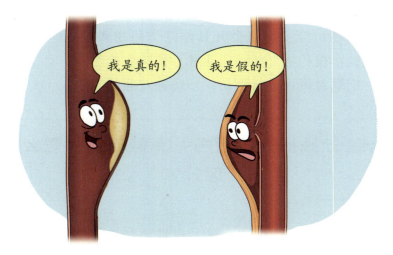

（1）真性动脉瘤动脉局部扩张，且扩张部分的动脉壁完整，包含所有三层血管壁（内膜、中膜和外膜）。内部血液流动较为通畅，彩色多普勒通常会看到血流在动脉瘤腔内呈现涡流。

（2）假性动脉瘤超声表现为动脉外出现一个包块，内部是血液或凝血块。该包块与动脉腔有通道相连，超声可显示假性动脉瘤的"颈"部，即假性动脉瘤与动脉壁之间的连接通道。"颈部"双向流动的血流是假性动脉瘤的典型特征之一。

（牛瑜琳　邢　雨　徐梦颖　李寒笑）

九 头颈部血管疾病

114. 哪些人需要做颈动脉斑块超声筛查？

据统计，约有三分之一的成年人体内存在颈动脉斑块，而且随着年龄的增长，出现的概率会更高。如果这些斑块在颈动脉中不断堆积，可能会导致大脑供血不足，进而引发短暂性脑缺血，甚至是脑卒中，这可真是一个"隐形杀手"！

并不是所有人都需要做颈动脉超声筛查，但以下人群特别需要关注。

（1）40岁以上人群：颈动脉斑块的检出率超过40%，而60岁以上的人群接近90%。年龄增长让血管面临更多风险。

（2）吸烟人群：香烟中的尼古丁促进动脉粥样硬化，就像给血管加了"油脂"。

（3）饮酒人群：大量饮酒可能损伤肝细胞，影响脂质代谢，进一步促进斑块形成。

（4）高盐、高糖、高脂饮食人群：这样的饮食习惯就像给血管"加了负担"，增加动脉硬化的风险。

（5）有代谢疾病及肥胖人群：高血压、高血脂、糖尿病、超重，这些健康问题都增加了斑块形成的风险。

（6）有久坐、睡眠不足等不良生活习惯人群：长时间不动导致血液流动变缓，血管损伤的概率也随之增加。

如果你年龄在40岁以上，或有上述的生活习惯和健康问题，

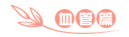

建议你进行颈动脉斑块超声筛查。别让"隐形杀手"在你体内悄然滋生！

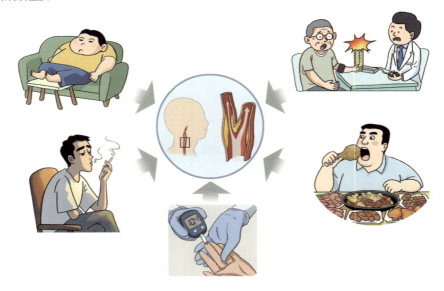

115.超声检查发现颈动脉斑块就会"脑梗"吗？

很多中老年朋友拿到体检报告后，经常会看到颈动脉粥样硬化斑块这样的诊断，有人就会感到焦虑，用不用治疗？会不会脑梗？会不会偏瘫呢？

颈动脉是从心脏发出的为头部提供营养的大动脉，位于颈部两侧。颈动脉的重要作用不言而喻，尤其是颈内动脉，是大脑的主要供血动脉，而且大脑对缺血更敏感。一旦这些动脉发生异常，首先受到影响的是大脑的供血，如果发生脑梗死等疾病，会出现肢体的运动功能障碍，俗称"偏瘫"。

通过超声检查，可以了解我们的颈动脉管壁有没有斑块，斑块的位置、大小、形态、稳定性以及是否引起管腔狭窄等，其中斑块稳定性的评价最为重要。

　　稳定斑块相对不容易破裂导致脑梗死等病变，而那些易损斑块，也称为不稳定斑块，相对更容易破裂、脱落，堵塞相应直径血管，引起相应临床症状，严重者可能会导致患者死亡。因此如果超声检查发现这类易损斑块，就需要引起我们的重视，但并不是所有的斑块都会引起严重的临床事件。

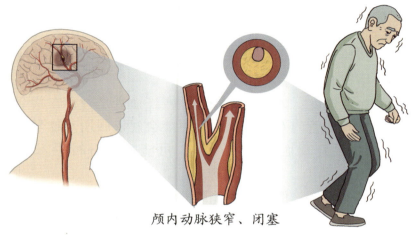

颅内动脉狭窄、闭塞

　　高危人群可每年进行一次颈动脉超声检查，如果发现有易损斑块或者斑块造成血管狭窄，尤其是颈内动脉的易损斑块及狭窄时，需要及时进行临床干预并增加超声检查随访频率，可根据情况半年或3个月检查一次。此外，当你出现头晕、头痛、视物不清、颈部疼痛及其他可疑脑血管疾病症状时，也需要及时进行颈动脉超声检查。

116. 我头晕，为什么医生让我做颈部血管超声？

　　您是否曾经有过这样的经历：突然感到天旋地转，仿佛整个世界都在晃动？或者感觉头重脚轻，仿佛踩在棉花上？

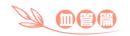

头晕可由多种原因引起，如低血糖、贫血或者严重的脑血管疾病，其中颈动脉的问题尤其值得警惕。头晕和颈动脉可是息息相关，因为颈动脉是连接心脏和大脑的重要通道，一旦这里出现堵塞或狭窄，就可能影响大脑的血液供应，导致头晕。

颈部血管超声检查非常简单，无须特殊准备。检查主要包括以下几个方面。

（1）血管壁厚度：检查血管壁是否增厚，这是动脉硬化的早期表现。

（2）斑块形成：查看血管内是否有斑块形成，这些斑块可能会脱落并堵塞血管。

（3）血流速度：评估血流是否顺畅，血管是否存在狭窄或堵塞。如果发现血管内有斑块，医生可能会建议服用药物来防止斑块脱落；如果发现血管狭窄严重，可能需要进行手术或介入治疗。

头晕虽然常见，但背后可能隐藏着严重的健康问题！通过颈部血管超声检查这一"侦探"的帮助，我们可以及时发现并处理这些麻烦，从而保护我们的血管健康。

117. 超声能检查颅内血管吗？

答案是肯定的，超声确实可以检查颅内血管。目前，常用的超声颅内血管检查主要有两种：经颅多普勒超声（transcranial Doppler，TCD）和经颅彩色多普勒超声（transcranial color-coded duplex sonography，TCCD）。

（1）经颅多普勒超声（TCD）原理：利用超声波穿透颅骨较薄的部分，如颞骨、枕骨等，直接检测颅内动脉的血流信号。TCD主要用于评估颅内血管病变，如血管狭窄、闭塞、痉挛、侧支循环等。

（2）经颅彩色多普勒超声（TCCD）原理：在TCD的基础上增加了彩色多普勒血流成像技术，使得图像更加直观，能够更准确地识别血管结构和血流状态。除了TCD的优点外，TCCD还能提供更丰富的血流动力学信息，如血流方向、速度分布等。

超声颅内血管检查优势：无创、无痛、无辐射，可以实时观察血流情况。相比于其他影像学检查方法，如CT、MRI等，超声颅内血管检查的价格更为亲民，易于普及。

哪些人需要做超声颅内血管检查？①有高血压、糖尿病、高血脂等慢性疾病的患者。②存在长期吸烟、饮酒、肥胖、缺乏运动等高危因素的人群。③有头痛、头晕、视力模糊等脑血管症状的人群。④有脑卒中家族史的人群。

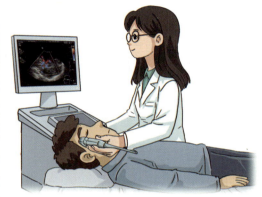

希望这些信息能帮助你更好地关注自己的脑血管健康，及时发现并预防潜在风险。

118.颈动脉狭窄重不重，血管彩超怎么判断？

我们的大脑就像是一台精密的机器，而颈动脉则是给它提供动力的"油管"。如果这根"油管"出现了狭窄，流向大脑的血液就会受到影响，最终可能导致"中风"这样的严重后果。

彩超主要通过以下几方面评估颈动脉的健康状态。

（1）斑块测量：彩超能够直接测量斑块的长度、厚度和横截面积，初步判断颈动脉是否狭窄。它将斑块的大小与动脉的正常直径

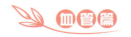

进行比较，得出一个直径狭窄比，帮助医生判断狭窄的严重程度。

（2）血流速度：彩超还可以实时监测血流的速度。通常情况下，狭窄部位的血流速度会加快，就像水流经过狭窄的管道时，速度会增加一样。通过测量这些速度，医生可以评估颈动脉的通畅程度，进一步确认狭窄的严重性。

（3）狭窄程度：颈动脉狭窄一般被分为轻度（<50%）、中度（50%~69%）和重度（70%~99%）。对于轻度狭窄的患者，医生通常建议改善生活方式，定期复查；而中度狭窄的患者可能需要药物治疗；一旦达到重度狭窄，医生就会考虑更进一步的干预措施，比如手术或放置支架。

119. 什么是脑卒中？做彩超有什么作用？

脑卒中，大家常称它为"中风"，是脑血管意外的一种，主要是由于大脑的血液供应突然中断，导致脑细胞在短短几分钟内开始死亡，几乎不可逆转。这就是为什么脑卒中有着高发病率、高死亡率和高致残率的特点。

脑卒中可以分为两种主要类型。

（1）缺血性脑卒中（占70%~80%）：也被称为脑梗死。这是最常见的类型。它是由于各种脑血管病变引起的脑部血液供应障碍，比如血管被堵住，导致局部脑组织缺血和坏死。动脉粥样硬化是造成缺血性脑卒中的主要原因。

（2）出血性脑卒中（占20%~30%）：通常称为脑出血或脑溢血，是指非外伤性脑实质内出血，简单来说就是血管破裂了。

颈动脉超声检查能有效地显示颈部血管的血流动力学情况，从而帮助判断颈动脉病变的性质和位置。此外，经颅多普勒超声和经颅彩色多普勒超声也是检查颅内动脉狭窄和闭塞性病变的重要方法。结合颈部血管超声与经颅血管超声，能够有效诊断缺血性脑卒中。

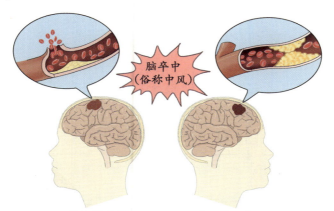

脑血管破裂　　　　脑血管阻塞

对于出血性脑卒中，超声检查主要用于动态监测蛛网膜下腔出血后可能出现的血管痉挛，以预防因血管痉挛引起的迟发性缺血性神经功能障碍。但是，超声对颈动脉远端血管病变和出血性脑卒中诊断的灵敏度相对不足，因此还需要结合CT、MRI等影像学检查，全面评估患者的脑部和颈部血管状态，从而更好地指导临床决策。

120. 颈动脉内"鸭脚样"结构是什么，彩超帮你探一探！

颈动脉"鸭脚样"结构在医学上被称为颈动脉蹼，是一种起源于颈动脉壁，并向腔内延伸的薄层线性纤维性膜性结构，因其解剖形态类似于鸭脚蹼中间的薄膜而得名。

如果颈动脉内长出了"鸭蹼"会发生什么情况呢？想象一下一条河流中出现鸭蹼状物，周围的河水的流向及流速都会发生变化，容易形成水流积聚。同理血管中多了一个膜样结构，那此处便是一个慢血流区域，血流在此处形成湍流并淤滞，在蹼的作用

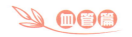

下甚至产生倒流，该处容易产生血栓，随着栓体增大，易发生脱落并向远处移动，从而引起颅内动脉栓塞事件。颈动脉蹼通常位于颈动脉球后壁颈动脉分叉处，类似于河流分叉口，更加增大了上述风险。

颈动脉蹼患者多数无任何临床症状或仅在偶然检查时发现。有临床症状的患者，多以偏侧头痛为主诉。部分患者可出现不明原因的反复缺血性脑卒中或短暂性脑缺血发作，尤以年轻人为主。

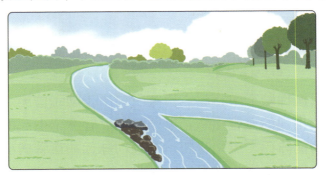

颈动脉超声检查能直观地看到颈动脉分叉处膜样片状凸起，基底部较厚并与后壁内膜相连，游离端指向颈内动脉，其后方与正常动脉管壁间伴或不伴血栓形成，横切面上呈现典型"鱼嘴"形状。彩色多普勒超声可以显示局部特征性的血流改变。

如果检查出颈动脉蹼也不要过度担心。无症状患者可定期做颈动脉超声检查，及时发现周围是否有狭窄，是否有血栓形成。对于已经表现为缺血性脑卒中的颈动脉蹼患者均须积极治疗，包括药物治疗、手术治疗（颈动脉支架植入术及颈动脉内膜剥脱术）。

121. 多发性大动脉炎是什么？彩超可以做什么？

多发性大动脉炎是一种慢性血管炎症性疾病，主要累及大中型动脉，特别是主动脉及其主要分支。该病的特征是动脉壁的炎症导致血管壁增厚、狭窄，甚至完全闭塞，进而影响相应区域的血流供应。这类炎症主要累及年轻女性，尤其在亚洲国家较为常见，所以又称为"东方美女病"。

早期阶段症状不明显，常常表现为一些非特异性的全身性症状，如疲劳、发热、盗汗和体重下降。这些早期表现很容易被忽视或误诊。随着炎症进展，血管狭窄或闭塞，患者可能会出现以下症状。

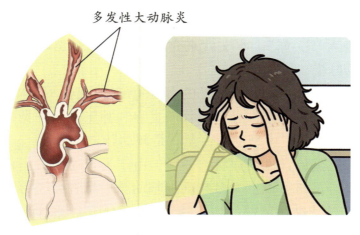

多发性大动脉炎

（1）头晕、头痛、视力模糊。

（2）手臂无力或疼痛。

（3）高血压，这是多发性大动脉炎的一个常见症状。

（4）脉搏减弱或消失，俗称"无脉症"。

在诊断、随访和治疗评估多发性大动脉炎时，彩超是一个至关重要的无创检查手段。

（1）检测动脉狭窄和闭塞：彩超可以帮助定位受累的血管区域，评估血流受阻程度。例如，如果患者出现上肢无力的症状，彩超可以评估锁骨下动脉或肱动脉是否存在狭窄或闭塞，从而帮助医生判断症状及其与大动脉炎的关联。

（2）监测治疗效果：多发性大动脉炎的治疗主要是通过使用

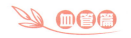

免疫抑制剂或类固醇控制炎症，阻止血管进一步损伤。通过彩超可以监测到血管的变化，如血管壁是否仍在增厚，狭窄的程度是否缓解，血流是否得到改善等，从而及时调整治疗方案。

122. 巨细胞动脉炎——容易被忽略的头部疼痛

头痛是一种十分常见的临床症状。但有时候找到头痛的病因也十分令人"头痛"。本文就来介绍一种容易被忽略的疾病——巨细胞动脉炎。

巨细胞动脉炎是一种罕见的自身免疫性疾病。身体的免疫系统错误地攻击血管壁，导致血管的炎症和肿胀。这种炎症主要影响中老年人的大、中型动脉，尤其是颞动脉。

头痛是其最常见的症状之一，但由于与普通的头痛相似，很多患者没有足够重视。大多数巨细胞动脉炎患者会经历不同形式的头痛，尤其是在颞部区域。这种头痛可能为持续性或阵发性，通常表现为钝痛或剧痛，并可能伴有头皮触痛感；眼部症状是巨细胞动脉炎的一个危险信号，包括视力模糊、视野丧失，甚至失明；患者还会出现一些全身症状，如疲劳、体重减轻、发热等。

早期诊断对巨细胞动脉炎至关重要。如果不及时诊断并进行治疗，可能会带来严重的并发症，甚至危及生命。最常见且最严重的并发症是视力丧失，发生率高达15%~20%。此外，巨细胞动脉炎还可能导致中风或主动脉瘤等严重的心血管问题。

超声、CT血管成像、磁共振成像、PET-CT在巨细胞动脉炎诊断中均具有较高的敏感性及诊断准确率。在许多具有典型临床表现的患者中，颞动脉活检可以指导临床医师作出正确的诊断。

血管超声不仅仅在早期诊断颞动脉病变时有较高的特异性，在累及颅外大血管的疾病诊断上也有良好的准确性。当患者出现肢体症状合并不明原因炎症或发热时，推荐进行动脉超声检查，有利于提高颅外大血管巨细胞动脉炎的诊断率。

123.孩子颈部包块——有可能是颈静脉扩张症！

孩子脖子上出现了一个不痛不痒的"包块"，先别紧张，这个包块可能是颈静脉扩张的"包块"。颈静脉扩张症就是颈部静脉（颈外静脉、颈内静脉或者颈前静脉）的局部呈梭形扩张的良性疾病，也有人称之为静脉瘤或静脉囊肿。儿童比较常见，多为单侧发病。这个疾病的发生可能是由于先天性血管发育异常，或者颈部静脉的平滑肌细胞先天性缺乏，也有可能是后天的原因，如外伤、手术等。

颈静脉扩张症最明显的表现就是脖子上会出现一个无痛性的包块，按压它就缩小，松开又立刻恢复原样。家长会发现孩子咳嗽、大哭或者憋气时，这个包会变大、变得更明显。

如果发现孩子有这些症状，先做个彩超检查，这是最简单的也是首选的检查方法。彩超可以清楚地看到颈静脉局部管径扩大呈梭形，用探头按压，局部扩张的颈静脉是可以压瘪的。如果扩张的颈内静脉内径达到1.5倍以上，就可以诊断为颈静脉扩张症。除此之外，彩色多普勒超声可以

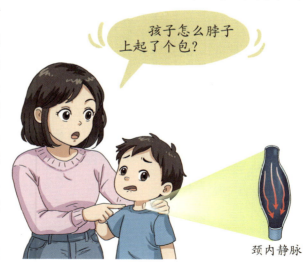

孩子怎么脖子上起了个包？

颈内静脉

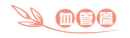

看到这个扩张的颈静脉局部血流颜色暗淡，呈现红蓝相间的涡流状改变。

如果没什么不舒服，一般医生会建议观察随访；但如果症状明显，或者觉得影响美观，也可以考虑手术治疗。

（牛瑜琳　彭会娟　申凯凯　徐梦颖　李寒笑　徐雪艳　贺恬宇）

124. 来势汹汹的心血管疾病——主动脉夹层

想象一下，人体的主动脉就像城市中最大的供水管道，负责将生命之水——血液，源源不断地输送到身体的每个角落。但有时候，这条"供水管道"会发生意想不到的变故——主动脉内膜突然撕裂，血液如同泄洪般冲击，造成血管壁的层次分离，形成一个危险的真腔和假腔，甚至可能导致管道破裂！这就是主动脉夹层，一场突如其来的生命危机，随时可能酿成大祸。

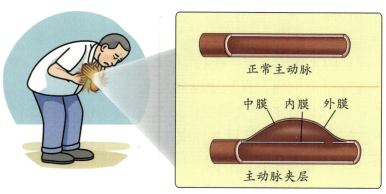

主动脉夹层的形成犹如一场复杂的"内部战争"，其背后有多种"敌人"。①高血压：持续的压力使主动脉壁不断受损，导致长年累月的磨损。②主动脉结构异常：动脉粥样硬化、主动脉瘤等，就像是腐蚀的管道，随时可能崩溃。③外伤：突如其来的意外，如车祸或撞击可能直接造成主动脉的损伤。④遗传因素：

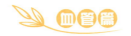
一些遗传性结缔组织疾病，比如马凡综合征，犹如基因中的定时炸弹，使主动脉变得脆弱。⑤其他因素：妊娠和医源性损伤等。

主动脉夹层根据撕裂的方向和范围，分为两种类型。

（1）Standford A型：这类夹层的撕裂口靠近心脏，涉及主动脉的近心端，情况极其危急，可能在短时间内导致猝死，宛如定时炸弹，随时可能引爆。

（2）Standford B型：这类夹层的撕裂口远离心脏，病变仅累及部分主动脉，虽然也危险，但相对来说死亡率较低。

主动脉夹层常表现以下症状。

（1）胸痛：最常见的"报警信号"，患者会感到突如其来的撕裂样疼痛，宛如刀割般剧烈，伴随强烈的濒死感。

（2）血压异常：可能出现高血压，四肢的血压差增大，或者低血压。

（3）脏器和肢体缺血表现：夹层如果波及内脏动脉，可能导致肾脏缺血、下肢缺血，甚至截瘫等。

（4）失血性休克：动脉破裂常常是导致失血性休克的"头号杀手"，患者可能出现面色苍白、四肢湿冷、大汗淋漓等症状。

（5）其他症状：心力衰竭、心肌梗死、心律失常等。

如何预防主动脉夹层？①控制高血压：规律服药，确保血压和心率在安全范围内，保护主动脉这条"供水管道"。②改善生活方式：养成良好的饮食习惯，适度运动，避免熬夜和暴饮暴食，减少损伤风险。③注意气候变化：在天气变化时，要特别注意保暖，就像保养老旧的管道一样，避免寒冷带来的刺激。

125.腹部血管超声检查为什么不让吃饭喝水？

当你走进医院准备进行腹部血管超声检查时，医生会提醒你要空腹。这到底是为什么呢？让我们来揭开这个小秘密！

（1）避免"气体干扰"。超声波就像在水中传播的声音，而食物就像扔进水面上的小石子，扰乱声音的传播。而且吃东西后，食物在胃里发酵会产生气体，声波遇到气体会产生强反射，难以穿透。这样一来，超声图像就会变得模糊不清，医生就看不到你腹部血管的"真实面貌"。

（2）消除"运动干扰"。吃东西和喝水会刺激胃肠道的蠕动。想象你的胃肠像一台不停转动的机器，同时混杂了气体和食物，这种蠕动会严重影响血流信号的显示。

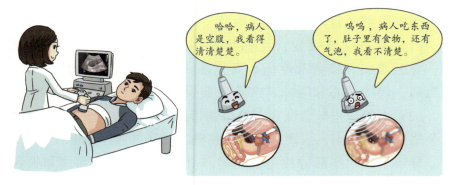

通常来说，医生会建议你在检查前空腹6~8小时。为了确保检查效果，前一天晚餐最好选择清淡的食物，避免油腻和容易产气的食物，如肉类、蛋类和豆类等。这样，你的胃肠道就能保持干净，超声波也能顺利穿透，获取清晰的图像。

你可能会想："我早上吃过早饭，中午不吃，下午还能做检查吗？"虽然这样是空腹了，但到了下午，胃肠道内的气体可能已经增多，超声图像的质量就会大打折扣。因此，最好选择清晨进行检查，效果会更佳。

如果你正遭遇急性腹痛，例如怀疑动脉夹层或闭塞，医生会要求你立即进行检查，而不需要空腹。这时候，时间就是生命，尽早进行检查和治疗才是王道！

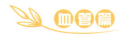

126. 肚子疼得要命，先来做个腹部血管彩超看一看？

腹部血管超声的内容相当丰富，像是一次全面的腹部血管体检，主要包括血管走行、血管壁结构、血管腔结构、血流速度等，还可以了解血管的功能状态。

哪些腹部血管病变可以导致肚子疼？

（1）腹主动脉病变：比如腹主动脉瘤，可能会压迫周围组织，导致腹痛和腰背部疼痛；而主动脉及其分支夹层则会引起剧烈腹痛，伴随恶心和呕吐，常常会被误诊为急性胃肠炎。

（2）血管压迫综合征：①中弓韧带压迫综合征，少数患者在餐后会感到慢性腹痛，表现为胸膝位疼痛。②肠系膜上动脉压迫综合征，导致十二指肠部分或完全梗阻，引起餐后复发性腹痛和厌食。③胡桃夹综合征，左肾静脉受到压迫，可能导致血尿和左侧腹痛。

（3）缺血性肠病：急性肠系膜缺血，会出现突发剧烈腹痛，伴随频繁呕吐和腹泻。慢性肠系膜缺血，在餐后一个小时内发生肠绞痛，进食越多，疼痛越重，且持续时间越长。

如果你感到肚子疼得厉害，千万不要拖延！及时就医是非常关键的。尤其是"血管源性急腹症"，其后果可能是无法想象的。进行腹部血管超声检查不仅能快速排查出问题，还能为医生提供宝贵的信息，找到正确的解决之道。

127. 医生，我高血压为什么要超声检查肾动脉？

有一种高血压是肾动脉狭窄引起的，称为肾血管性高血压。

肾动脉有严重的狭窄性病变，使受累肾血流量减少和肾缺血，引起肾的尿生成功能异常，此时肾脏会产生一种物质，造成血压反射性升高，医学上叫作肾素−血管紧张素−醛固酮系统的变化，最终导致高血压状态，严重时吃药也难以控制。肾血管性高血压占所有高血压病例的5%~10%。

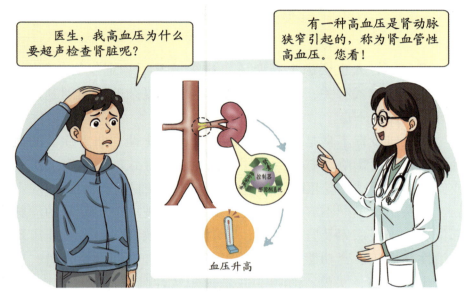

肾血管性高血压与普通高血压有什么区别呢？肾血管性高血压有和其他原因引起的高血压相同的症状，比如头痛、头晕、心悸、胸闷、视力减退、恶心、呕吐等。肾血管性高血压也有其特点，比如长期高血压骤然加剧或高血压突然发作，病程短或发展快；使用2~3种降压药物后高血压依然难以控制；腰背部及胁腹部疼痛。

超声检查可显示狭窄侧肾脏的大小小于另一侧肾脏。超声可找到肾动脉狭窄的部位，测量到高速的血流，且阻力指数较高，而肾内小动脉的血流阻力指数往往降低。如果发生闭锁，那么多普勒超声可检测到该侧肾脏内的血流明显减少或消失。

当然也有其他检查，比如静脉尿路造影、放射性核素肾图、腹主动脉−肾动脉造影等，都可以对肾动脉狭窄进行诊断或协助诊断。

147

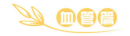

肾动脉狭窄的治疗可以选择血管支架置入术和球囊血管成形术。术后也要遵医嘱，定期复查，发现问题及时解决，以防后患。

128. 年纪轻轻就高血压——也有可能是纤维肌发育不良！

很多年轻人也会患上高血压，这种情况不一定仅仅与饮食、肥胖或生活方式有关，有时它背后隐藏着更复杂的健康问题，例如纤维肌发育不良。

纤维肌发育不良是一种罕见的非动脉硬化性、非炎症性的血管疾病，主要影响动脉壁的中层结构。它会导致动脉狭窄、扩张或变形。当肾动脉受累时，可能会引起难以控制的高血压。

该疾病在早期不容易被察觉，其临床表现取决于受累的动脉部位。①当疾病累及肾动脉时，肾动脉管腔狭窄，患者可能出现难治性高血压、肾功能不全等。②当颈动脉和椎动脉受累时，患者会出现头痛、头晕、耳鸣、眩晕、短暂性脑缺血发作或中风，部分患者会感到颈部有搏动性杂音。③其他动脉受累时可能引起不同的症状，如腹部动脉受累可引起腹痛、肠缺血等，下肢动脉受累可能导致间歇性跛行。

纤维肌发育不良的诊断依赖于超声、CTA、MRA、DSA等影像学检查。超声常用于初步筛查肾动脉和颈动脉病变。多普勒超声可以显示肾动脉的狭窄及其相关的血流变化。当出现典型的"串珠样"病变时，超声可以发现动脉壁不规则增厚和局部扩张，这种不规则的动脉壁使得血流在病变区呈现湍流。CTA与MRA是更精确的影像学工具，可以显示动脉的"串珠样"狭窄和扩张，帮助确定病变范围；DSA是诊断纤维肌发育不良的"金标准"，但属于有创检查，一般在确诊和计划介入治疗时使用。

大多数纤维肌发育不良患者通过药物或介入治疗可以获得良

好的控制，但由于该病可能继续发展，因此需要长期随访以监测病情变化。对于血管严重受损或存在动脉瘤的患者，定期影像学检查非常重要，有助于防止动脉破裂等严重并发症的发生。

129. 瘦瘦的男生尿潜血、蛋白尿，会不会是胡桃夹综合征？

体检发现有血尿、蛋白尿，有时候还会出现小腹疼痛，然而彩超检查双肾、输尿管、膀胱都没有问题，那是怎么回事呢？可别忽略了肾脏以外的疾病——胡桃夹综合征！

肠系膜上动脉是腹主动脉的一个重要分支血管，这两条血管形成了一个夹角，左肾静脉就从这个夹角中穿过。正常情况下肠系膜上动脉与腹主动脉之间的夹角是40°~60°，如果肠系膜上动脉与腹主动脉之间的夹角<35°，左肾静脉将受到挤压，导致其回流受阻。还有一种较为罕见的情况，左肾静脉行走在腹主动脉与脊柱之间，左肾静脉在狭窄的间隙处受到压迫同样会导致左肾静脉回流受阻。左肾静脉回流受阻就会淤血、扩张，肾脏血管网内压升高，导致血液中的部分红细胞跑到尿液中，就会出现肉眼血尿、直立性蛋白尿等。

胡桃夹综合征不止会出现上述症状，还会有左侧腰部疼痛，可向臀部和大腿后放射，还会导致性腺静脉曲张。不明原因的、持续的、反复的身体疲劳不适，恶心呕吐、食欲下降等症状也会出现。

儿童和青少年较易出现胡桃夹综合征，男性更为常见，体型较瘦的或者快速过度减肥的人更容易得病。

超声检查可以清晰显示腹主动脉、肠系膜上动脉及左肾静脉的解剖情况。超声检查可以从不同切面观察，找到受压、受阻而扩张的左肾静脉，同时还可以观察和测量肠系膜上动脉与腹主动脉夹角的变化。因此超声是临床首选的影像学检查方法。

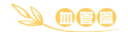

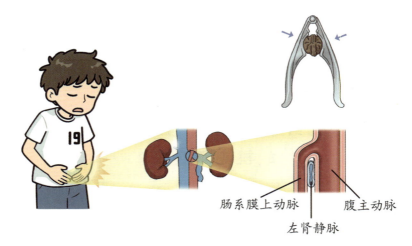

肠系膜上动脉　　　　　腹主动脉

左肾静脉

对于小孩子则不需要特别治疗，只需要随访。一般随着年龄的增长，肠系膜上动脉与腹主动脉夹角会因脂肪和结缔组织的增加而增加，或者随着侧支循环的建立，左肾静脉回流受阻的情况会慢慢改变，从而症状得以缓解。成年人若症状持续则先考虑保守治疗，比如增加体重。若症状未缓解，就需要考虑手术治疗。

130. 肝炎后腹水，原来是门静脉高压惹的祸！

肝炎患者觉得自己肚子很胀，到医院一检查发现肚子里多了很多水，常见的原因有以下几种。

（1）门静脉高压：肝硬化导致门静脉压力增高，血液回流受阻，导致腹腔内脏血管床的静脉压增高，组织液回流吸收减少而漏入腹腔。

（2）低蛋白血症：肝脏合成蛋白功能降低，导致血浆胶体渗透压降低，血液成分外渗。

（3）淋巴液生成过多：肝静脉回流受阻时，血浆从肝窦壁渗透到窦房间隙，导致淋巴液生成增多。

（4）继发性醛固酮增多：导致肾钠重吸收增加，抗利尿激素分泌增多，导致水重吸收增加。

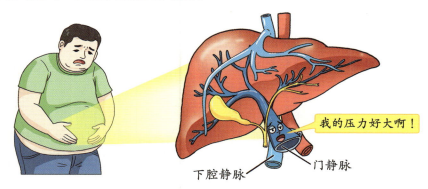

我的压力好大啊！

下腔静脉　门静脉

门静脉高压是最常见的原因，是一组由门静脉系统内压力增高导致血流动力学异常带来的一系列症状。慢性肝病往往肝脏变硬，使门静脉系统内血液回流受阻，门静脉逐渐增宽，当门静脉主干内径≥13毫米且伴有慢性肝炎病史时，可以认为存在门静脉高压。患者常常表现为脾大、上消化道出血、腹水等。

超声通过观察门静脉系统的异常变化进行诊断，诊断标准如下：具备下列①和②其中一条即可确诊，具备③~⑧其中一条即可提示诊断。①门静脉双向或离肝血流；②确诊门静脉侧支循环形成（附脐静脉、冠状静脉和胃左静脉、胃底食管静脉、肾静脉、胆囊静脉等）；③肝门静脉主干血流速度<12厘米/秒；④门静脉狭窄、栓塞或闭塞，门静脉海绵样变；⑤附脐静脉再通且直径>3毫米，并可测及出肝血流信号；⑥胃冠状静脉增粗，迂曲，直径>5毫米；⑦门静脉频谱随呼吸波动消失；⑧脾大、脾静脉直径>9毫米。

131.肝大、腹水——原来也可以是布-加综合征！

布-加综合征是由指由各种原因导致肝静脉和/或肝段下腔静脉狭窄或闭塞，引起肝静脉、下腔静脉血流受阻而形成的窦后性门静脉高压和/或下腔静脉高压的临床综合征。

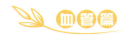

发病原因总结为堵（血栓、癌栓）、细（隔膜、狭窄、闭锁）、压（肿瘤压迫）等。由于肝静脉回流不畅，可引起门静脉高压、肝功能受损，进而引发腹胀恶心、肝大、脾大、腹壁静脉曲张、腹水；下腔静脉回流受阻可引起双下肢肿胀、色素沉着、双下肢静脉曲张。

超声检查能够显示肝静脉及下腔静脉走行、管腔内径的大小、有无狭窄或者闭塞、有无血栓形成；肝静脉之间是否出现交通支；与此同时，还可以观察肝脏大小形态、尾状叶情况、脾及腹水情况等来辅助诊断。因此，超声不仅能够为临床提供准确的诊断信息，还能指导治疗方案的选择和疗效评估。超声检查是布-加综合征应首选的、非创伤性检查，在布-加综合征的诊断中起着至关重要的作用。

所以，不要总以为肝大、腹水就一定是肝炎引起的，要首先排除布-加综合征！

132.好恐怖！门静脉怎么变成海绵样了，让我轻轻告诉你！

海绵是我们日常生活中常见的一种材料，但是你有没有听说过门静脉海绵样变？是不是也在疑惑门静脉怎么会变成海绵？

门静脉是一个重要的血管系统，主要负责将消化道和脾的血液运送到肝脏进行解毒和代谢。当门静脉血流受阻后，身体会产生一系列代偿性变化，使其周围产生了新生的、小的血管通道来绕过被堵塞的区域。这些新生的小血管形成了一个"海绵样"的网络，试图替代被阻塞的门静脉系统。

门静脉海绵样变可以分为原发性和继发性，原发性主要由先天性门静脉畸形、门静脉血管瘤导致。继发性指继发于门静脉压迫的疾病产生的门静脉海绵样变，常见原因有肝硬化、肝炎等肝脏疾病，肝功能障碍可增加血栓形成的风险；其次是凝血异常导致血栓形成；腹腔肿瘤、胰腺炎或手术等外部压迫或门静脉损伤导致血流受阻；腹腔内感染或脓肿可直接影响门静脉。

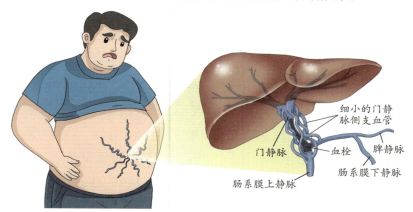

细小的门静脉侧支血管

门静脉　　血栓　　脾静脉

肠系膜下静脉

肠系膜上静脉

门静脉海绵样改变会导致门静脉系统的血流受到影响，肝脏失去了部分血液供应。同时，门静脉压力的升高也可能导致食管胃底静脉曲张破裂出血，危及生命。常见症状包括门静脉高压、消化道出血、腹痛，以及肝功能受损导致的黄疸、乏力、食欲减退等。

腹部超声是诊断门静脉海绵样变的首选检查方法。正常的门静脉在超声下看起来是光滑、清晰的管道结构。然而，门静脉海绵样改变时，原本应出现门静脉的地方，取而代之的则是许多大小不一的小血管，这些血管在超声图像上表现为一种复杂的、类似"海绵"的结构，密集分布在原门静脉区域。通过多普勒超声以看到这些海绵样血管丛中的血流速度和异常方向。

CT和MRI可以清楚地显示门静脉及其周围的血管结构，帮助评估血栓的范围及侧支循环的形成情况。

133. 医生，我腹部血管内放了支架，彩超检查看什么？

随着临床微创介入技术的发展，像腹主动脉瘤或腹主动脉夹

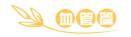

层这样过去可能需要外科手术才能解决的疾病，现在仅需要通过介入手术——腹主动脉腔内修复术，放个支架便可以获得良好的治疗效果。

放置支架术后并不是一劳永逸的，需要密切观察并发症的发生，而超声可以发现术后的内漏、支架移位、支架内血栓形成和狭窄等并发症。

（1）支架内漏：超声可以看到动脉瘤内的网状强回声支架，支架外的瘤腔的血栓低回声内出现不规则无回声、瘤腔增大。彩色多普勒可以根据血流进入瘤体内的部位为四型。①Ⅰ型，血流从腹主动脉支架端附着处流向瘤腔，Ⅰa型血流从腹主动脉支架近端流向瘤腔，Ⅰb型血流从腹主动脉支架远端流向瘤腔。②Ⅱ型，血流从腹主动脉分支反流进入瘤腔。③Ⅲ型，血流从2个内支架连接部或破裂处流向瘤腔。④Ⅳ型，血流从内支架的孔隙处流向瘤腔。此外，在尚无内漏的情况下动脉瘤体增大称为瘤体张力。

（2）支架扭曲移位：超声显示置入支架变形或离开原来的位置，彩色多普勒显示血流异常。

（3）支架内血栓形成和狭窄：狭窄处血流速度异常增高，或明显降低甚至无血流频谱（闭塞）。

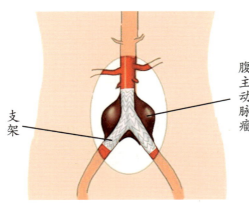

支架　　腹主动脉瘤

不仅是腹部血管的支架，如果颈动脉、椎动脉、锁骨下动脉或者下肢动脉内放了支架，超声在术后复查中也起着不可或缺的作用。超声不仅可以看到支架有无贴壁不良，还可以看到支架内有无新生斑块、狭窄和闭塞等。

134.女性朋友下腹坠痛——彩超看看是不是盆腔静脉淤血综合征

　　当女性朋友久站或者重体力活动之后出现下腹坠痛，不妨做个彩超来检查是不是盆腔静脉淤血综合征吧。

　　盆腔静脉淤血综合征是由于盆腔静脉充盈、淤血导致的妇科常见疾病，是导致女性慢性盆腔痛的主要原因之一，占女性慢性盆腔痛的30%，好发于育龄期分娩或流产后的女性，症状主要为"三痛两多一少"，即盆腔坠痛、性交痛、腰痛，月经多、白带多和妇科检查阳性体征少。导致它发生的原因有很多，比如久坐久立、后位子宫、便秘、肿瘤压迫或手术操作等。

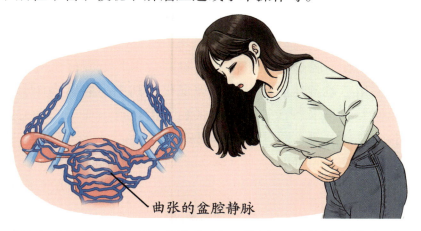

曲张的盆腔静脉

　　那么对于盆腔静脉淤血综合征，彩超又可以发现什么呢?

　　超声可以有经腹和经阴道两种方式选择，经阴道超声因为不受腹壁脂肪影响，可以作为首选的检查。超声表现包括迂曲扩张的子宫旁静脉，内径>5毫米，流速缓慢，扩张的弓形静脉穿过子宫体中线，50%的患者可伴有多囊卵巢的表现。经腹超声可以发现一侧的卵巢静脉增宽。除了超声之外，还可以通过盆腔造影确诊，盆腔造影可见盆腔静脉回流较慢，造影剂流出盆腔时间延长。

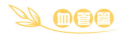

有时候盆腔静脉淤血综合征会被误诊为盆腔炎，但是按盆腔炎治疗效果却不好，所以做个超声来检查是不是盆腔静脉淤血综合征吧。

135.什么是下腔静脉综合征，彩超可以做什么？

下腔静脉是人体内最大的静脉干，为下腔静脉系的主干，由双侧髂总静脉汇合而成，与腹主动脉伴行，经肝后方穿膈入胸腔，最后汇入右心房。

下腔静脉综合征是指下腔静脉受到相邻病变侵犯或者腔内血栓形成等原因，导致下腔静脉部分或完全阻塞，进而使下腔静脉血液回流障碍而引起的一系列临床病症。它的临床表现也由于阻塞部位的不同而表现不同。

（1）上段下腔静脉阻塞：这种阻塞会引起下腔静脉高压、门静脉高压和心贮备功能不足等病理变化，其中门静脉高压会引起大、肝脾大、腹水、食管静脉曲张和上消化道出血等，而心贮备功能不足则会出现心悸、气促等现象。

（2）中段下腔静脉阻塞：多因肾脏疾病、血压降低、脱水等

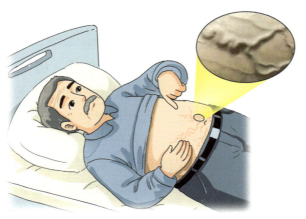

引起，属于血栓性阻塞，这类患者会出现腰痛、肾脏肿大、蛋白尿、血尿等现象。

（3）下段下腔静脉阻塞：通常表现为下肢静脉淤滞和浅表静脉扩张，

其中下肢静脉淤滞表现为双下肢到阴囊部分明显肿胀，部分患者伴随下肢静脉曲张的表现。胸壁皮下、下腹部及侧腹部静脉曲张，血流方向均朝向头侧，呈现竖直长链状，有时也可能盘曲成团状。

（4）下腔静脉狭窄：超声检查可以看到病变部位下腔静脉均匀性或局限性狭窄，狭窄远端管腔扩张，管壁僵硬且搏动消失。

（5）下腔静脉闭塞：超声可以看到病变处管腔内有实质性回声，或呈现条索状，内无血流，且肝尾叶静脉、副肝静脉以及其他扩张的小静脉可存在反流现象。

所以，超声可以明确下腔静脉阻塞的部位、程度、范围，有助于分型诊断，便于后续治疗的开展。

136. 肾移植、肝移植后为什么一定要做肾脏和肝脏的血管彩超？

进行肝、肾移植过程中一定要进行血管和相应其他管道的吻合，比如肾动脉、肾静脉的吻合，肝动脉、门静脉、胆管的吻合，下腔静脉的吻合等，术后肯定要瞅瞅这些管道接口处有没有狭窄或者吻合不好的情况？移植过来的器官有没有正常工作？以及它们的位置、大小是否正常？是否存在积液、感染等？这些问题都需要彩超来盯着！

肝、肾移植后可能会出现多种并发症，比如肾移植后出现肾盂或者肾周围积水、肾动脉血管狭窄或栓塞等；肝移植后出现肝动脉狭窄、胆道并发症等。这些并发症如果不及时发现和处理，可能会对移植肝、肾的功能造成严重影响。但好在有彩超，医生可以早期发现这些异常，从而采取必要的治疗措施，不让病情变得更糟。

排斥反应也是移植术后常有的事儿，通过彩超观察肾的体积

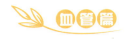

和血流情况，医生可以间接评估是否存在排斥反应。如果肾体积增大、血流情况异常、血管内阻力增高，这些异常变化可能是排斥反应引起的，这时候就得密切关注并采取相应的治疗措施了。

器官移植后，一定要定期去做彩超，这样才能确保移植过来的宝贵器官健健康康、安安全全的！

137. 男性不育——也可能是精索静脉曲张！

男性不育的常见原因之一是精索静脉曲张，哪些因素导致了精索静脉曲张？

（1）解剖结构因素。精索内静脉瓣膜先天发育不全或缺失，正常情况下，静脉瓣膜能阻止血液逆流，若其发育不完善，就容易使血液反流，导致精索内静脉丛的血液淤滞，进而引发精索静脉曲张。另外，左侧精索内静脉呈直角注入左肾静脉，这种特殊的解剖结构使得血液回流时面临较大阻力，易出现血液回流淤滞的情况。

（2）疾病相关因素。胡桃夹综合征，也就是左肾静脉受压综合征，左肾静脉在汇入下腔静脉过程中受到肠系膜上动脉等压迫，导致左肾静脉压力升高，进而影响与之相连的左侧精索内静脉回流。少部分情况下，腹膜后肿瘤、肾肿瘤等肿物可能压迫精索内静脉，阻碍血液正常回流。

（3）生理因素。青壮年性机能较旺盛，此阶段阴囊内容物血液供应丰富，性欲旺盛等因素使得局部充血增加，而且长久站立、增加腹压等情况较多见，精索内静脉血液回流的压力容易增大，增加了精索静脉曲张的发病概率。

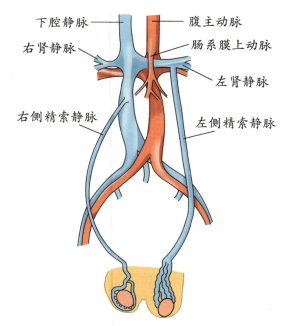

下腔静脉　　　　　　　　　腹主动脉

右肾静脉　　　　　　　　　肠系膜上动脉

　　　　　　　　　　　　　左肾静脉

右侧精索静脉　　　　　　　左侧精索静脉

　　精索静脉曲张的诊断主要靠超声，尤其是彩色多普勒超声。彩超可以观察精索静脉的内径、血流和功能是否正常。检查过程中会让患者做 Valsalva 试验，就是深吸气后憋住气做用力呼气动作，看看腹压增高时精索静脉有什么变化，如果精索静脉增宽超过 2 毫米，就可能是静脉曲张。

（纪淑娇　徐雪艳　郭艳艳　李寒笑　苗菁菁　马一鸣　贺恬宇

余毓楠）

138.我的腿上为什么会长血栓？做彩超可以判断严重程度吗？

简单来说血栓就是血液在血管内异常凝固，形成固态的血块。很多人可能都有过腿部肿胀、疼痛或是腿部有沉重感的经历，特别是长时间坐着或站立不动后，这有可能是腿部产生了血栓。

腿部是最容易发生血栓的部位，通常与以下几个因素有关。

（1）血流缓慢：长时间静止姿势，如长时间乘坐飞机、火车等，长时间坐着、站立不动，会导致下肢血流减慢，形成血栓。

（2）血管壁损伤：可能由外伤、手术或炎症性疾病引起，当血管壁受损时，身体会启动自我修复机制，血液凝固的风险也会增加。

（3）血液黏稠度增加：一些疾病，如癌症、肥胖、糖尿病、高血脂等，可能会导致血液黏稠度增加，容易形成血栓。

（4）其他危险因素：高龄、吸烟、长期卧床、口服避孕药等也是血栓形成的高危因素。女性在怀孕或产后阶段，因体内激素水平的变化，凝血能力增加，血栓风险也随之上升。

腿部血栓可分为动脉血栓和静脉血栓，它们对健康的影响有所不同。

（1）动脉血栓会阻碍含氧血液向腿部组织供应，导致组织缺血，严重时可引发局部坏死，甚至导致截肢。

（2）静脉血栓，特别是深静脉血栓，有可能脱落，随血流进入肺部，造成肺栓塞，患者会出现胸痛、呼吸急促，严重时可导致死亡；未处理的腿部血栓还可能引发慢性静脉功能不全，导致腿部肿胀、皮肤色素沉着、溃疡等。

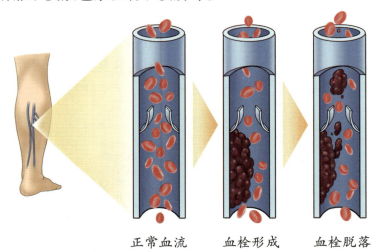

正常血流　　　血栓形成　　　血栓脱落

通过彩超检查，医生可以明确血栓的位置、大小、形态以及是否影响了血流。

彩超检查还可以判断血栓的稳定性。如果血栓比较"松散"或尚未完全附着在血管壁上，可能有脱落的风险。这种情况下，医生可能会采取紧急措施，预防肺栓塞等紧急事件的发生。

日常生活中如需要长时间坐着或站着，尽量多活动腿部。对于有静脉曲张或血栓高危风险的人群，可以穿医用弹力袜。对于有血栓病史或高危人群，可能还需要药物预防。

139. "蚯蚓腿"是怎么回事？超声检查来帮忙

你是否注意到腿部出现了类似蚯蚓一样突起、弯曲的血管？

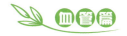

特别是在久站或长时间行走后，腿部的这些"蚯蚓"似乎更加明显，伴随的是沉重、酸痛甚至肿胀的感觉。这种现象在医学上被称为静脉曲张，俗称"蚯蚓腿"。它不仅影响美观，严重时还可能对健康造成影响。

"蚯蚓腿"是指由于静脉瓣膜功能不全，导致下肢静脉血液回流受阻、静脉压力增高、血液淤积在浅表静脉中，使其扩张、变形、弯曲，形状类似蚯蚓。这些扩张的静脉通常出现在腿部表面，颜色偏蓝或紫色，伴随着局部隆起，严重时还会出现疼痛、肿胀等症状。

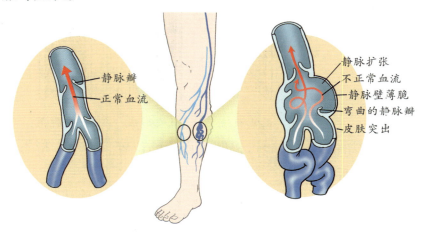

"蚯蚓腿"的形成通常与以下几个因素有关：静脉瓣膜功能不全、长期站立或久坐、遗传因素、怀孕、肥胖和缺乏运动。它的危害包括：下肢沉重感和疲劳、水肿和疼痛、静脉炎和血栓、溃疡和色素沉着，严重时可伴有皮肤溃疡等并发症。

超声可是诊断"蚯蚓腿"的"好帮手"！可以通过以下几个方面来帮助诊断。

（1）静脉瓣膜功能评估：判断瓣膜是否关闭不全，是否是"蚯蚓腿"的主要原因。

（2）静脉血流动态观察：观察是否有血液淤积或反流现象。

（3）血栓的识别：这对于预防血栓引发的并发症（如肺栓塞）具有重要意义。

（4）评估治疗效果：对于接受了静脉曲张治疗的患者，超声检查能够随时监测血管的恢复情况和静脉功能的改善。

预防"蚯蚓腿"要避免久坐久站、保持健康体重、适度锻炼等。治疗方面可以穿弹力袜、腿部抬高、适量运动，严重的可以行微创静脉射频消融术、硬化剂注射或者外科手术。

140. 超声检查下肢静脉曲张时，为什么要憋气鼓肚子？

当你去医院检查下肢静脉曲张时，医生可能会让你做一个看似奇怪的动作——憋气鼓肚子，其实这就像是给你的腿做一个"压力测试"，这个小动作可大有讲究，接下来就让我们来看看它的重要性。

腿上的血管就像一条水管，负责将血液从脚送回心脏。而这条水管内部的小瓣膜就像水管上的小阀门，确保水只朝一个方向流动。当这些阀门损坏时，水（也就是血液）就会逆流，最终导致水管变得鼓鼓的、扭曲，形成静脉曲张。

憋气鼓肚子这个动作被称为"Valsalva动作"，它就像是给水管施加外部压力，让我们观察水管内部的情况。当你憋气时，胸腔和腹腔的压力就像是给这条水管加上了一个临时的外壳，使得血液回流到心脏的量暂时减少。这时，腿部静脉中的血液流动也会受到影响。

如果你的静脉瓣膜有问题，医生就可能看到血液逆流或者静脉变得更肿胀，就像水管内部的压力过大，导致管壁变形一样。这些现象能够帮助他们更好地识别静脉曲张的位置和严重程度。

憋气鼓肚子需要一些小技巧，你可以按照以下步骤进行。

第一步：深吸一口气，想象你的肺部像一个充气的气球，尽量让它充满空气。

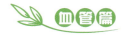

第二步：屏住呼吸，收紧你的胸部和腹部肌肉，给这个门施加压力。

第三步：保持姿势，通常保持这个姿势大约10秒，或者按照医生指示进行。

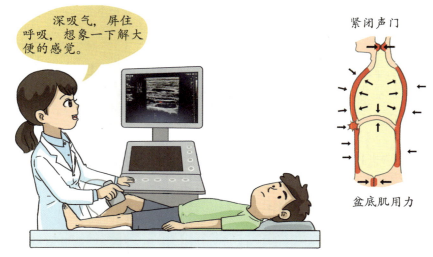

经过上面的介绍，相信你对憋气鼓肚子的动作有了更深刻的理解。在检查过程中，医生的每一个要求都是有科学依据的，认真配合这些小动作，有助于医生更好地评估你的静脉健康！

141. 下肢静脉曲张时，超声医生为什么要检查肚子？

当患者前来就诊，抱怨腿部血管像蚯蚓一样隆起，并伴随酸痛、沉重感时，许多人认为问题只在腿上。然而，超声医生在诊断下肢静脉曲张时，不仅会详细检查腿部，还可能检查腹部。这是因为许多情况下，问题的根源可能就隐藏在腹部或盆腔。常见原因有以下几点。

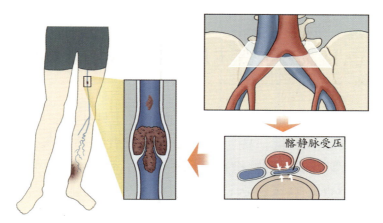

（1）腹部和盆腔静脉系统与下肢的密切关系：腿部静脉血液的回流并非独立运行，如果腹腔或盆腔静脉存在问题，比如被肿瘤、囊肿或其他组织压迫，都会影响腿部静脉血液回流。超声检查腹部能够及时发现这些潜在的异常情况，找到病因。

（2）髂静脉压迫综合征：指左侧髂总静脉被右侧髂总动脉压迫，导致左腿静脉血液回流受阻，容易导致静脉曲张，甚至静脉血栓。这种压迫往往发生在腹部和盆腔，超声检查可以清楚观察到压迫的程度和位置。

（3）盆腔静脉疾病引发的下肢静脉曲张：下肢静脉曲张病因中有15%~20%与盆腔静脉反流有关，至少50%的盆腔静脉功能不全同时伴有下肢静脉功能不全。这种情况多见于有过多次妊娠或长期站立的女性。通过腹部超声，可以识别盆腔静脉疾病的存在。

（4）下腔静脉血栓：下腔静脉是全身最大的静脉，位于腹腔，负责让下肢和骨盆的血液回流至心脏。如果下腔静脉发生血栓或被压迫，血液回流会受阻，从而导致下肢静脉曲张，超声医生通过腹部检查可以明确下腔静脉的通畅性，及时排除或确认血栓的存在。

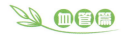

142.腿麻脚凉是下肢动脉硬化闭塞症吗？

如果您出现一条腿有点麻木，摸起来比另一边腿或者身体其他部位的皮肤温度低一些？您爱抽烟？或者有糖尿病、高血压、高脂血症？那就要去医院检查下是不是得了下肢动脉硬化闭塞症。

超声检查是临床首选检查。超声可以直观显示下肢动脉情况，观察下肢动脉是否有内中膜不规则增厚伴回声增强，内中膜连续性中断；下肢动脉是否有大小不等、回声不同的斑块；下肢动脉内血流信号是否中断或者充盈缺损；下肢动脉是否因狭窄导致血流速度增快等。

动脉管壁增厚，形成血栓，引起管腔狭窄或闭塞，这时候出现病变的一侧肢体的血液就会供应不足，继而出现疲乏、疼痛或者痉挛，一般发生在小腿后方，休息后会缓解，再次运动后还会再出现，病变侧的肢体还会出现皮温降低、疼痛等。情况严重时，病变侧的肢体还会发生溃疡或坏死。这种全身性动脉硬化血管病变在下肢动脉的表现就称作下肢动脉硬化闭塞症。

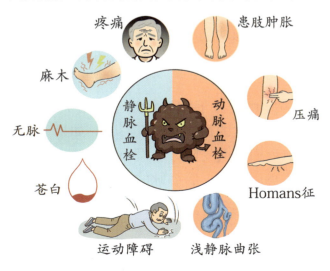

疼痛　患肢肿胀　麻木　压痛　无脉　Homans征　苍白　静脉血栓　动脉血栓　运动障碍　浅静脉曲张

抽烟和下肢动脉硬化闭塞症明显相关，并且症状严重程度和抽烟量也显著相关。糖尿病使下肢动脉硬化闭塞症的发生率增加2~4倍，并且糖尿病患者发生严重下肢动脉缺血的危险高于非糖尿病患者，截肢率要高7~15倍。高血压、高脂血症、高同型半胱氨酸血症、慢性肾功能不全、炎症指标增加等也是该病的危险因素。

得病后可以对症治疗、对因治疗双管齐下。积极进行干预、治疗，一般还是可以取得很好的效果！

143.冠脉搭桥手术前为什么要做一堆血管超声？

相信计划做冠脉搭桥手术的患者在拿到医生开的彩超单子时，一定会疑惑，明明我要做的是心脏手术，为什么要检查颈动脉、上肢动脉、乳内动脉、下肢动静脉等一堆血管彩超呢？

这是因为冠脉搭桥手术中会使用到桥血管，比如大隐静脉、乳内动脉和桡动脉，但由于部分患者自身血管条件不佳，在使用自体血管作为动脉桥血管后可能会出现严重并发症，因此，术前对这些血管条件进行评估十分重要。

（1）上肢动脉：主要取用左侧桡动脉，通过超声观察桡动脉的血管质量及血流情况，观察血管有无狭窄和解剖变异，管壁有无钙化斑块，测量血管的直径等。但是目前国内外对桡动脉作为桥血管的标准内径尚无标准，有学者认为需要≥2.0毫米，还有学者认为≥1.5毫米即可。

（2）乳内动脉：它作为桥血管具有扩张血管、抗血小板凝聚及不易出现硬化和栓塞的优点，超声需要评估血管质量，包括管壁、内径及血流情况，尤其是左侧。

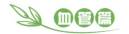
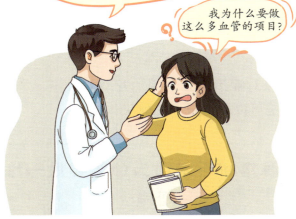

（3）下肢动静脉：大隐静脉作为桥血管的"老选手"，超声主要评估大隐静脉是否有走行变异、有无迂曲扩张，以及是否有静脉血栓的形成。而下肢动脉的评估主要是为术中建立体外循环做准备，超声观察下肢动脉是否有斑块，有无动脉狭窄和闭塞。

（4）颈动脉：冠脉搭桥术前的颈动脉超声检查主要是评估斑块的严重程度，观察斑块的大小、形态、部位、稳定性以及是否合并血管狭窄。

144. 血管介入手术后为什么要查下肢动脉？

介入手术作为一种现代医学的先进技术，广泛应用于血管疾病的诊断和治疗。然而，任何手术都伴随着一定的风险和并发症，介入手术也不例外。在介入手术后检查下肢动脉是具有重要的意义的。

首先，介入手术通常是通过大腿股动脉穿刺进行，如血管成形术、支架植入术等，这些操作可能会对血管壁造成一定的损伤，因此术后需要密切观察穿刺部位，帮助医生及时了解血管壁的恢复情况，防止出血或血肿等并发症。

其次，动脉止血相较静脉止血困难，通常需要加压包扎并要求患者保持一定时间的制动，检查下肢动脉可以判断是否有血栓形成、血管狭窄等并发症。这对于预防严重的血管事件可是很重要的。

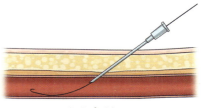

动脉穿刺

此外，对于一些高危患者，如糖尿病患者、吸烟者、高龄患者等，这些患者本身血管条件较差，手术风险较高，可能出现感染、出血等情况。检查下肢动脉，可以帮助医生及时发现并处理这些潜在的危险。通过检查，医生不仅可以了解手术部位的情况，还可以评估患者其他血管的

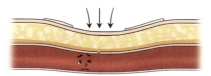

加压包扎

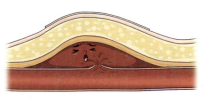

普通包扎

健康状况，为患者提供更加全面、个性化的健康管理建议。

介入手术后检查下肢动脉，是保障患者安全和手术效果的重要措施。因此，患者和家属应充分认识到其重要性，积极配合医生的检查和治疗方案。

145.揭开上肢血管超声的神秘面纱！

我们的上肢血管就像一支无形的运输队，负责把氧气和营养物质送到每一根手指，再把带有废物和二氧化碳的血液输送回心脏。它们主要分为动脉和静脉两大类，各自肩负不同的任务。

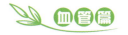

动脉是给上肢"送出快递"的，主要包括以下动脉。

（1）锁骨下动脉：从与心脏相连的主动脉发出，沿着脖子和肩膀两侧延伸。

（2）腋动脉：它是锁骨下动脉的"接班人"，继续向下行驶到手臂。

（3）肱动脉：就在你弯臂时，它在你的手臂内侧安静地流动。

（4）桡动脉和尺动脉：这两条"小路"分道扬镳，分别通向前臂的外侧和内侧，最终到达手掌。

静脉则负责"快递回家"，把废物和二氧化碳送回心脏，主要包括以下几种静脉。

（1）头静脉和贵要静脉：前臂外侧和内侧各有一条。

（2）肱静脉：它们与肱动脉同行，收集来自前臂的血液。

（3）锁骨下静脉：最终将静脉血汇入更大的血管，返回心脏。

这些血管形成了一张复杂而高效的交通网络，确保我们的上肢得到充足的氧气和营养。

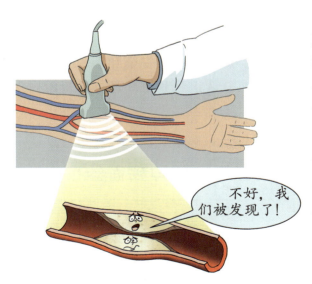

进行上肢血管超声检查可以帮助我们检查这些高速公路是否通畅，包括：评估动脉和静脉是否狭窄，检测是否有血栓等障碍物造成"堵车"，识别血管之间是否存在异常连接，为手术提供详细的"交通图"。

146.血液透析为什么要造瘘？超声有什么作用呢？

造瘘是什么？将静脉与动脉连通在一起，动脉血可以流到静脉血管里面，这就是动静脉内瘘，人为地创造这样的条件就叫造瘘。

肾脏的主要功能是排毒和排尿，当某些原因导致肾脏功能恶化且无法逆转时，就需要行肾脏替代治疗，以代替肾脏完成排毒和排尿。常见的肾脏替代治疗方式有血液透析、腹膜透析、肾脏移植。对于需要血液透析的患者来说，关键的第一步就是建立可靠的血管通路，相当于血液透析患者的生命线。

为什么血液透析患者需要造瘘呢？

因为静脉血管管壁较薄，血流量相对动脉较低，不足以达到透析的应用标准。直接穿刺动脉，不仅穿刺困难，易发生血肿，难以压迫，而且长期穿刺容易出现动脉瘤，再穿刺时容易导致动脉瘤破裂。所以为了透析血流量达标，且能适应长期穿刺透析，就把动脉和浅表的静脉直接吻合在一起。通过动静脉内瘘的建立，动脉血到静脉后，静脉壁适应性地变厚，静脉里面的血流量增加，这样就满足了血流量的需求，又易于穿刺。这个过程一般需要4~8周。

在行动静脉造瘘前，须行超声对动脉内径、硬化程度、管腔通畅等情况进行评估，需要对静脉的内径、距体表距离以及有无狭窄、血栓等情况进行评估，确定是否适合造瘘。造瘘后，需要评估流入道动脉、流出道静脉的内径、血流速度、方向，有无狭窄等情况，还需要评估瘘口处及瘘口远端动脉的血流情况。

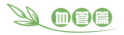
147.PICC 置管的那些事你知道吗？为什么要进行超声检查？

PICC 置管主要是为了方便长期静脉给药或者保证患者生命抢救通路，是经外周置入中心静脉导管（peripherally inserted central venous catheter）的缩写，是将硅胶材质的软管，一般是从肘部的贵要静脉穿刺置入，沿着贵要静脉、腋静脉、锁骨下静脉，最终进入上腔静脉，可以长期留在血管内，最长留置一年。因为长期留置，减少了反复穿刺带来的疼痛，并且因通过导管直达上腔静脉，从而保护了外周静脉，避免了刺激性药物损伤血管。

置入 PICC 导管后怎样保护呢？不要因为有 PICC 导管，就不敢动那只胳膊了，一般的活动，比如煮饭、洗碗、扫地、刷牙等是不影响的，而拖地这种力度较大的家务要避免。为了促进血液循环，置管侧的手臂还可以做握球、伸展等柔和的动作。PICC 导管需要每周维护一次，护士会为你仔细观察穿刺口有无红肿、疼痛、渗血、渗液等情况，并测量上臂围、观察置入长度等，然后消毒皮肤，更换接头等辅料。

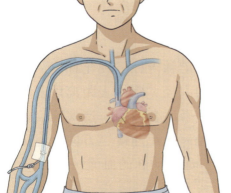

为什么需要超声检查呢？

在置管前行超声检查可以评估血管状态。一般首选贵要静脉，超声评估其血管通畅，若血流充盈良好，就可以进行置管。肘正中静脉可以作为次选血管，头静脉一般作为末选血管。置管过程中，超声也可以帮助选择穿刺点、穿刺针、导管的引导以及导管头端的定位。

PICC管置入后超声的评估也是不可或缺的。若置管的胳膊出现皮肤发红、肿胀、疼痛，需要超声检查是否有静脉炎，超声可以看到穿刺点皮下组织增厚，回声增强。超声还可以在症状出现之前看到置管周围或置管的血管中是否有血栓，对血栓治疗情况需要超声动态观察，拔管前也需要超声观察置管周围情况。

148. 两侧胳膊血压为什么差距这么大，是不是锁骨下动脉盗血综合征？

锁骨下动脉盗血综合征是一种异常的血流动力学现象，指在锁骨下动脉近心段或无名动脉狭窄或闭塞时，该侧椎动脉起始处的动脉压降低，由于虹吸作用产生逆流现象，通过大脑Willis环盗取对侧椎动脉的血，为患侧椎动脉及锁骨下动脉远端（上肢动脉）供血，从而导致椎-基底动脉缺血和患侧上肢缺血性的一系列症状。简单地讲就是，本应是双侧椎动脉左右汇合流到大脑的血，但由于一系列血管病变，流到了患侧的手臂，导致大脑和手臂均供血不足而产生临床症状。

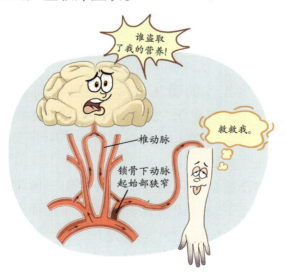

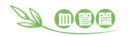

其病因多为动脉粥样硬化，少数为大动脉炎（结核、梅毒性主动脉炎，多发性大动脉炎）、先天性动脉畸形（主动脉狭窄、锁骨下动脉远端闭锁）、外伤、肿瘤压迫等。

如果椎-基底动脉供血不足可出现头晕、恶心、晕厥、视物模糊、肢体感觉或运动异常。上肢缺血主要表现为肢体发冷、疼痛、感觉异常、皮肤苍白或发紫。上肢抬高时上述症状加重，患侧上肢动脉搏动减弱或消失，血压较健侧低20毫米汞柱以上，听诊锁骨上区时可闻及收缩期血管杂音。束臂试验阳性。

超声可以观察到锁骨下动脉起始段或者无名动脉的近心段管腔狭窄或闭塞，并判断狭窄程度。超声还可通过椎动脉频谱特点将锁骨下动脉盗血分型。①Ⅰ级：隐匿型，椎动脉血流频谱正向，收缩早期出现倒三角形切迹。②Ⅱ级：部分型，椎动脉收缩期血流反向，舒张期血流正向。③Ⅲ级：完全型，椎动脉血流完全反向。

若生活中出现反复头晕，一侧肢体发冷，双上肢血压差明显增大（>20毫米汞柱）等症状，应及时就医检查，不容忽视！

149.一侧胳膊疼痛、肿胀、麻木，原来是胸廓出口综合征！彩超来看看是什么问题？

对于经常伏案工作的朋友来说，胳膊酸痛不适可能已经是"家常便饭"。对于这些症状，我们第一个想到的诊断往往是肩周炎、颈椎病。但是，许多人可能会忽略一个听起来比较陌生的疾病——胸廓出口综合征。

胸廓出口综合征是指在胸廓出口处，由于解剖变异等因素导致臂丛神经、锁骨下动脉或锁骨下静脉受压迫而产生的一系列上肢神经、血管症状的统称。

胸廓出口综合征临床表现非常多样，且缺乏特异性。根据神经和血管受压部位及程度的不同而产生不同症状。较为常见的就是肩颈部与上肢不适。

什么原因可以导致胸廓出口综合征的发生？

某些人可能存在天生解剖结构异常，如颈肋可能会压迫神经或血管；其次就是长期不良的姿势（如前倾的肩膀或驼背）会压迫胸廓出口区域；外伤与一些需要反复进行肩部和手臂动作的职业或运动也会增加胸廓出口区域的压力。

由于胸廓出口综合征表现多样，其诊断仍多依赖经验性诊断以及排除性诊断。现有诊断主要依赖病史、体检检查（包括一般检查和特殊试验）及辅助检查。

超声在诊断胸廓出口综合征时有重要的作用。首先，让患者抬高或旋转手臂，利用超声动态观察血管的受压情况。其次，彩色多普勒超声可以评估血流速度和方向，帮助识别是否有血管受压或闭塞。最后，超声还可以帮助评估患者是否有异常的软组织、肌肉或骨骼结构引发的压迫及静脉内有无血栓形成。

超声诊断胸廓出口综合征可以作为初步筛查或辅助诊断的手段。然而，对于复杂的病例，可能还需要借助CT血管造影、磁共振血管成像等进一步检查来明确诊断。

150. 反复口腔溃疡竟然和白塞综合征有关！

口腔溃疡是我们日常生活中很常见的疾病，大多数人可能都得过，但如果反复发生口腔溃疡，我们就要警惕一种风湿免疫性疾病——白塞综合征。该病又称贝赫切特病（Behcet disease，BD），是一种病因未明的慢性复发性全身性血管炎性病变，以口腔溃疡，生殖器溃疡，眼炎及皮肤病变为特征，可累及全身不同大小及类型的血管。咱们就来了解下白塞综合征的血管病变吧。

（1）静脉受累：部分白塞综合征患者有大血管受累，其中静

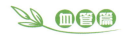

脉受累约70%，男性多见。90%的患者以血栓性静脉炎为主要表现。下肢深静脉血栓最常见，其次为上腔静脉和下腔静脉的受累，布-加综合征以及颅内静脉窦、颈静脉也可以发生。

（2）动脉受累：有血管受累的白塞综合征患者中，50%左右有动脉系统的受累，主要表现为动脉瘤，其次为动脉闭塞或狭窄，病变部位以主动脉最为多见，其他依次为下肢动脉、头臂动脉、髂动脉及肺动脉，肾动脉也可受累，但不常见。

超声可发现静脉内血栓，管腔狭窄或闭塞；可以显示动脉壁的增厚、斑块形成或动脉瘤样扩张。超声还可以评估血管壁的炎症程度、血流速度的变化等。此外，超声检查还可以用于监测白塞综合征患者的治疗效果，如抗血栓治疗后的血栓变化、血管炎症的改善情况等。

白塞综合征血管病变发病率较高，但发病隐匿，一旦出现"口-眼-生殖器"三联征等症状应及时就医。同时建议白塞综合征患者尤其是中老年人应积极进行全身血管筛查，以便早诊早治，避免出现严重后果。

（纪淑娇　苗菁菁　马一鸣　吴　铭　徐雪艳　李寒笑　牛瑜琳）